病状経過と早期対応は病態生理が9割

ICUナースのための病態生理

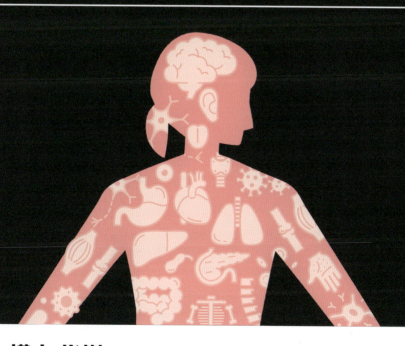

監修 横山 俊樹 公立陶生病院呼吸器・アレルギー疾患内科部長／救急部集中治療室室長

MCメディカ出版

はじめに

　急性期の病態は流れる川のように常に動きのあるものです。そしてその姿は常に形を変え、その時々に応じてさまざまな姿を見せてくれます。

　急性期の診療を行う看護師にとって、そのように大きく変動し続ける病態をリアルタイムに把握することは大変な労力となるでしょう。しかもこの理解が十分になされていない状態でケアを行うことは極めて危険なことにもなりかねません。急性期の看護師にとってその病状経過を把握し、早期対応を行うことは必須の技術といえるでしょう。

　そんななか、病状経過を把握し早期対応を行うために最も重要となるのが「病態生理」の把握となります。

　その疾患、その病態がいかなる状態であるのか、どのような機序に基づいているのか、など理論立てて考えることはとっても重要となります。とくに急性期の病態のように動きがあり、そしてさまざまな要素が重なり合うような状態においては、その病態がいかなるものなのか、しっかりと理解しておくことが重要です。

　というわけで、「9割」シリーズも3冊目の刊行となりましたが、今回はさまざまな病態を各論的に扱い、その病態生理からアセスメント・看護のポイントに結び付けるというコンセプトで作らせていただきました。

　さまざまな病態生理をビジュアルから理解し、日々のケアにつなげていただけたらと思います。

2024年12月

　　　　公立陶生病院呼吸器・アレルギー疾患内科部長／救急部集中治療室室長

　　　　　　　　横山俊樹

目　次

■　はじめに ……………………………………………………………… 003

■　執筆者一覧 …………………………………………………………… 006

1　敗血症 ……………………………………………………………… 009

2　多臓器不全（MOF） ……………………………………………… 019

3　播種性血管内凝固症候群（DIC） ……………………………… 029

病態生理では語れない1割のハナシ　ICU看護はPICS予防が9割 ……………… 038

4　壊死性軟部組織感染症（NSTI） ……………………………… 041

5　心筋梗塞（AMI、STEMI） ……………………………………… 055

6　心不全／LOS（低心拍出量症候群） …………………………… 073

7　大動脈解離 ………………………………………………………… 085

8　急性呼吸窮迫症候群（ARDS） ……… 099

病態生理では語れない1割のハナシ ARDSからの回復はチーム医療が9割 …… 113

9　肺血栓塞栓症（PE） ……… 115

10　くも膜下出血 ……… 131

病態生理では語れない1割のハナシ 予後不良の予防はスパズム期の
せん妄予防が9割 …………… 146

11　脳梗塞 ……… 149

12　急性膵炎 ……… 169

13　肝不全 ……… 185

14　腎不全 ……… 199

索引 ……… 212

執筆者一覧

監修

横山俊樹
公立陶生病院呼吸器・アレルギー疾患内科部長／救急部集中治療室室長

編集

髙原有貴
信州大学医学部附属病院集中ケア認定看護師

執筆

1 **生駒周作**
公立陶生病院集中治療部集中ケア認定看護師
横山俊樹
同院呼吸器・アレルギー疾患内科部長／救急部集中治療室室長

2,3 **矢嶋恵理**
信州大学医学部附属病院高度救命救急センタークリティカルケア認定看護師
上條　泰
同院高度救命救急センター助教

4 **佐藤　央**
東京科学大学大学院災害クリティカルケア看護学分野／救急看護認定看護師
朝田慎平
東京科学大学救命救急センター

5 **関根庸考**
市立青梅総合医療センター院内 ICU クリティカルケア認定看護師
栗原　顕
同院循環器内科部長

6 **尾崎裕基**
東海大学医学部付属八王子病院救急センター集中ケア認定看護師
濵　知明
東海大学医学部内科学系循環器内科学助教

7 **長内洋一**
北里大学病院集中治療センター（GICU）
田村佳美
北里大学医学部心臓血管外科学助教
北村　律
同診療教授

8 **髙原有貴**
信州大学医学部附属病院集中ケア認定看護師
市山崇史
同院集中治療部助教

9 **青野剛久**
SUBARU 健康保険組合 太田記念病院 ICU ／ CCU クリティカルケア認定看護師
根本尚彦
同院循環器内科主任部長

10 **白石朱美**
育和会記念病院／訪問看護リハビリステーションたもつ／認知症看護認定看護師
梶川隆一郎
堺市立総合医療センター脳神経外科副部長

11 **小林雄一**
JA 尾道総合病院看護師長／脳卒中リハビリテーション看護認定看護師
阿美古　将
同院脳神経外科主任部長

12 **座間順一**
東邦大学医療センター大森病院救命救急センタークリティカルケア認定看護師
鈴木銀河
同院救命救急センター講師

13 **菊谷麻璃菜**
北海道大学病院 ICU クリティカルケア認定看護師
斉藤仁志
同院麻酔科・集中治療部部長

14 **夛田　覚**
日本医科大学付属病院外科系集中治療室
間瀬大司
同院外科系集中治療科部長

※本書に記載されている内容は 2024 年 12 月現在のものです。
※本書の記載内容には正確を期するように努めておりますが、薬剤情報は変更されることがありますので、
　薬剤の使用時には添付文書や製品発売元のホームページなど最新の情報をご参照ください。また、従来
　の治療や薬剤の使用による不測の事故に対し、著者および当社は責任を負いかねます。

1 敗血症

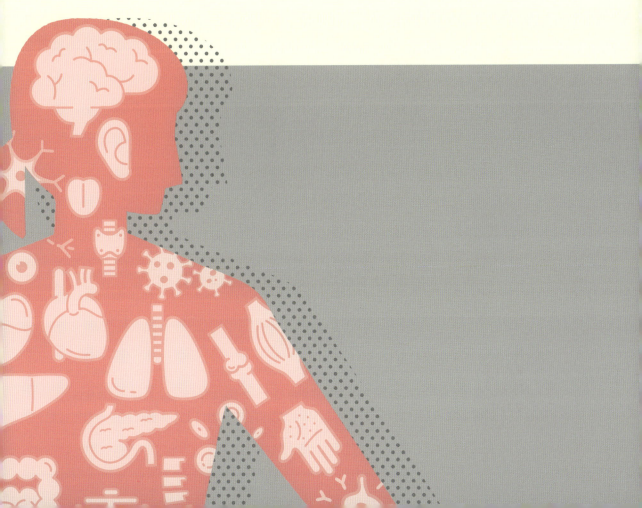

敗血症は過剰な免疫反応と重篤な臓器障害が9割

　敗血症とは「感染症に対する生体反応が調節不能な状態になり、重篤な臓器障害が引き起こされる状態」と定義されます[1]。

　人間は肺炎や尿路感染などさまざまな感染症に罹患することがあり、その一部は重症化することがあります。感染症の増悪というと、その感染源（＝病原体）が増えることで感染症が悪化すると思われるかもしれませんが、実際にはそうではありません。人体に病原体が侵入すると免疫反応が起こり、病原体との戦いによって過剰な炎症が生じます。その結果、炎症のために周辺の組織が壊れたり、さまざまな生体反応が起こったりすることで、さらに過剰な炎症が生じます。こうした過剰な炎症や生体反応は感染を起こした部位のみならず、さまざまな臓器に影響を及ぼし、重篤な臓器障害を引き起こすことがあります。こういった病態のことを「敗血症」といいます。

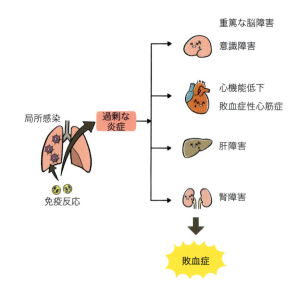

敗血症診断はSOFAスコアの理解が9割

敗血症を診断するポイント

　2024年に国内で発刊された『日本版敗血症診療ガイドライン2024』によれば、敗血症は①感染症もしくは感染症の疑いがあり、かつ②SOFAスコアの合計2点以上の急上昇をもって診断しま

す[1]。

　また敗血症性ショックは、敗血症の診断基準に加え、平均動脈圧 65mmHg 以上を保つために輸液療法と血管収縮薬を必要とし、かつ血中乳酸値 2mmol/L（18mg/dL）を超える場合に診断する、とされています[1]。

　敗血症の診断基準は、これまでもさまざまな経緯のなかで変遷してきました。有名なものとしては、1991 年に米国を中心に「全身性炎症症候群（Systemic inflammatory response syndrome：SIRS）」という概念が提唱され、敗血症は感染症による SIRS であると定義されました[2]。しかし、近年では臓器障害の進展や生命予後に対する診断特異性の低さが指摘され[3]、2016 年には SIRS ではなく SOFA スコア（表1）を用いることが提示されました[4]。明確に臓器障害の進行に注目した敗血症診断が提示され[5]、一般的に用いられるようになっています。

表1 SOFA スコア

項目	0点	1点	2点	3点	4点
意識 GCS	15	13～14	10～12	6～9	<6
呼吸 PaO₂/FiO₂（mmHg）	≧400	<400	<300	<200 および呼吸補助	<100 および呼吸補助
循環器	平均血圧 ≧70 mmHg	平均血圧 <70 mmHg	ドパミン <5μg/kg/min 以下 あるいは ドブタミン 使用	ドパミン 5～15μg/kg/min あるいは ノルアドレナリン ≦0.1μg/kg/min あるいは アドレナリン ≦0.1μg/kg/min	ドパミン >15μg/kg/min あるいは ノルアドレナリン >0.1μg/kg/min あるいは アドレナリン >0.1μg/kg/min
肝機能 ビリルビン値 （mg/dL）	<1.2	1.2～1.9	2.0～5.9	6.0～11.9	≧12.0
腎機能 クレアチニン値 （mg/dL） 尿量（mL/日）	<1.2	1.2～1.9	2.0～3.4	3.5～4.9 <500	≧5.0 <200
凝固能 血小板数 （×10³/μL）	≧150	<150	<100	<50	<20

敗血症の早期発見にはバイタルサインの評価が9割

早期発見のためのスクリーニング方法

　敗血症は感染を契機として全身にさまざまな臓器障害が進行する病態です。早期治療を行って臓

器障害が進行する前に病勢を食い止めることが必要であり、そのためにも早期の発見が重要です。

一般病棟やERで敗血症を早期に発見する方法としては、quick SOFA（qSOFA）や早期警告スコアなどのスクリーニング方法がよく知られています。

▶ qSOFA

少ない項目数のスクリーニングで非常に簡便に使用できますが、残念ながらかならずしも感度は高くないという指摘もあります。

2つ以上を満たす場合、敗血症を疑う
① 呼吸数 ≧ 22/分
② 精神状態の変化（GCS＜15）
③ 収縮期血圧 ≦ 100 mmHg

▶ 早期警告スコア

敗血症に特化したものではありませんが、英国において全国共通で導入された national early warning score（NEWS）というものがあります。

①呼吸数、②酸素飽和度、③酸素投与の有無、④体温、⑤収縮期血圧、⑥心拍数、⑦意識レベルの7項目で評価を行い、各項目0～3点の配点となるものです。院内急変の早期発見のためのスクリーニング基準として知られますが、敗血症の早期スクリーニングにも有用とする報告もあります[6]。

バイタルサインの評価を重視する

現在のところ、敗血症の早期発見についてのスクリーニング方法として確立したものはなく、各々のスクリーニングにも一定の限界があります。それぞれの特徴をよく知って使用することは重要ですが、一方で基本に立ち返ってバイタルサインを評価することも大切です。

敗血症は局所の感染ではなく全身に炎症・障害が波及するため、まず影響を受けるのがバイタルサインになります。とくに意識障害や呼吸数など、忘れがちな評価をしっかり行うことが重要です。

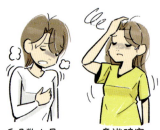

呼吸数上昇　　意識障害

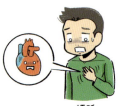

頻脈

敗血症の初期治療は抗菌薬の理解が9割

抗菌薬の使用について

　敗血症は過剰な炎症によって臓器障害が進行しますが、そもそもの原因は感染症です。感染症の多くは細菌感染であるため、早期の抗菌薬治療が重要です。一般的にすでに敗血症に至っている感染症では重症化していることが多く、経験的治療として広域抗菌薬を用います。過去には、敗血症診断後1時間以内の抗菌薬投与が理想的とする報告もあり[7]、可能な限り早期に抗菌薬を投与することが推奨されます。

　ただ一方で、1時間という時間そのものに強い根拠はありません。おもに観察研究の結果から得られたものであるため、早期投与というコンセプトは重要ですが、厳密に1時間とこだわる必要はないかもしれません。一部の報告では、1時間以内の抗菌薬投与に固執することで不必要に広域に多剤抗菌薬の投与が増加する可能性も指摘されています[8]。

　もちろん抗菌薬の早期投与自体は非常に重要なことなのでおろそかにはできませんが、グラム染色を含む感染症評価や各種の画像検査などからの感染巣評価なども適切なタイミングで十分に行うべきです。

抗菌薬早期投与のためのポイント

　重症疾患である敗血症では、早期に抗菌薬を投与することに加えて、想定する原因感染症に対して有効である薬剤を選択することが重要です。そのため、初期抗菌薬は広域なものになりがちです。現場で敗血症をケアする看護師として以下の点に気を付けなければなりません。

	感染巣評価のために	早く抗菌薬を投与するために
すみやかにやるべきこと	原因検索は迅速に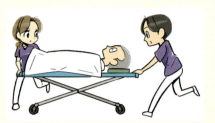	培養検査の提出は迅速に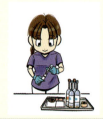
看護師としてやりたいこと	必要な検査出しがすぐにできるように各種検査部門への連絡は速やかに行いましょう。また、状態が悪い場合ではCT室その他の検査部門への搬送も必ずしも安全ではないことがあります。十分なモニタリングのうえ、速やかに対処しましょう。	血液培養2セットの採取は迅速に提出する必要があります。そのためにも血液培養採血の準備はすぐにしましょう。

敗血症性ショックの理解は基本的なショックを知ることが9割

敗血症性ショックとは

　ショックとは、組織への酸素供給が需要を下回り、細胞機能障害が生じている状態をいいます。そして、一般的にショックは病態によって「循環血液量減少性ショック」「心原性ショック」「血液分布異常性ショック」「閉塞性ショック」の4つに分類されます（図1）。

　敗血症管理において循環管理はもっとも重要といえます。とくに血行動態の悪化した敗血症性ショックの致死率は高く、ショックの管理こそ敗血症の管理といっても過言ではありません。

　敗血症性ショックは一般的には末梢血管拡張に伴う「血液分布異常性ショック」を呈するとされますが、循環血液量減少性ショックや心原性ショックを合併した複雑な病態を形成することがあります（図2）。

　血液分布異常性ショックに対しては輸液や血管収縮薬をバランスよく投与することが重要です。輸液量が少なすぎると臓器虚血が懸念され、多すぎるとうっ血による臓器障害をきたすことがあります。また、いったん循環血液量減少性ショックと判断して輸液負荷を行ったとしても、その後に心原性ショックが顕在化することなどもあります。そのため、ショックの病態について十分にアセスメントすることはきわめて重要です。

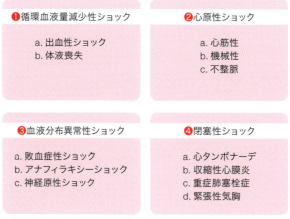

図1 ショックの分類

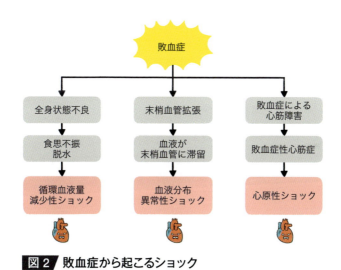

図2 敗血症から起こるショック

敗血症性ショックのアセスメントには循環の評価が9割

敗血症性ショックの初期アセスメント

　ショックを評価するにあたり、まず確認しなくてはいけないのはもちろん血圧です。臓器灌流を評価する血圧の指標としては平均血圧が一般的であり、敗血症においては平均血圧65mmHg以上を目標とします。

　ただし、血圧が維持されているからといってショックでないとはいえません。ショックは組織の酸素需給バランスが破綻している状態なので、組織への酸素供給が十分に保たれていなければショ

ックを呈してしまいます。その際に重要な指標となるのが血中乳酸値です。また、採血をしなくてもわかる指標としては毛細血管再充満時間（CRT、図3）も有用とされます。積極的にアセスメントに取り入れましょう。

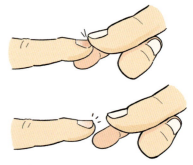

図3　CRT（毛細血管再充満時間）
①指先を5秒間圧迫、②圧迫をやめて3秒以上赤みが戻らなければ末梢循環が悪いと判断する

敗血症性ショックの輸液管理は時期の見きわめが9割

　敗血症における輸液管理は時期（フェーズ）を意識して行うことが重要です。通常、敗血症性ショックとアセスメントされた場合は初期輸液蘇生を行うことが多いです。とくに血管内容量の減少がある敗血症では、初期輸液として循環血液量を適正化することを目標とし、3時間以内に30mL/kg以上の投与を要します。輸液内容としては一般的には晶質液（一般的な細胞外輸液など）を用いますが、晶質液を用いた標準治療に反応せずに大量輸液を要する場合にはアルブミン製剤を用いることもあります。

　初期輸液によって体液バランスを適正化して循環動態を安定化させることができれば、輸液量を減量していくフェーズである維持期を意識します。輸液量を絞りにかかるタイミングをうまく見つけることで過剰輸液を避けることができます。さらに循環動態が安定して臓器灌流が安定してくれば、利尿を行うことで初期の過剰輸液分を体外に排出することが可能となります。

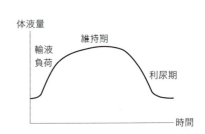

輸液管理のタイミングはエコー検査で評価する

　初期輸液→維持→利尿というフェーズを意識するためには、そのタイミングごとに体液量や輸液反応性について評価をしていくことが必要となります。評価に用いられるもっとも標準的な検査はエコー検査です。エコー検査は下大静脈径をおもに体液量の評価ができるうえ、心機能の評価はその後の輸液負荷に対する耐性も評価できます。水分バランスや輸液反応性の評価は単一指標のみでは不十分となることもあるため、エコー検査に加え、さまざまな評価を組み合わせて行うこと

が重要です。

　なお、近年では輸液過剰による弊害、有害事象についても指摘が多くなってきています。輸液負荷時には早期からの血管収縮薬の併用によって過剰輸液を控えることも重要ですが、輸液不足による灌流低下のリスクもあるため、十分な水分評価が重要です。

引用・参考文献

1) 志馬伸朗ほか. 日本版敗血症診療ガイドライン2024. https://www.jstage.jst.go.jp/article/jsicm/advpub/0/advpub_2400001/_article/-char/ja（2024年8月閲覧）.

2) Bone, RC. et al. Definitions for sepsis and organ failure and guidelines for the use of innovative therapies in sepsis. The ACCP/SCCM Consensus Conference Committee. American College of Chest Physicians/Society of Critical Care Medicine. Chest. 101(6), 1992, 1644-55.

3) Pittet, D. et al. Systemic inflammatory response syndrome, sepsis, severe sepsis and septic shock: incidence, morbidities and outcomes in surgical ICU patients. Intensive Care Med. 21(4), 1995, 302-9.

4) M, Singer. et al. The Third International Consensus Definitions for Sepsis and Septic Shock (Sepsis-3). JAMA. 315 (8), 2016, 801-10.

5) Singer, M. et al. The Third International Consensus Definitions for Sepsis and Septic Shock (Sepsis-3). JAMA. 315(8), 2016, 801-10.

6) OC, Redfern. et al. A Comparison of the Quick Sequential (Sepsis-Related) Organ Failure Assessment Score and the National Early Warning Score in Non-ICU Patients With/Without Infection. Crit Care Med. 46 (12), 2018, 1923-33.

7) Evans, L. et al. Surviving sepsis campaign: international guidelines for management of sepsis and septic shock 2021. Intensive Care Med. 47(11), 2021, 1181-247.

8) Marik, PE. et al. POINT: Should the Surviving Sepsis Campaign Guidelines Be Retired? Yes. Chest. 155 (1), 2019, 12-4.

（生駒周作・横山俊樹）

2 多臓器不全（MOF）

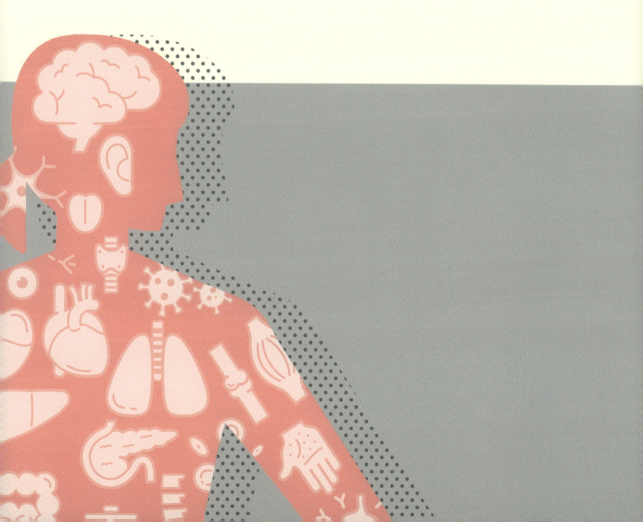

多臓器障害を学ぶためには SIRS の知識が 9 割

「多臓器機能障害症候群」に至るまで

多臓器不全は、世界的に「MOF (multiple organ failure)」という用語で認知されたことが始まりで[1]、かつては救命が困難な重症病態の末期に認められる病態でした。その後、炎症が全身に及び、体内の主要臓器が同時あるいは連続的に機能不全に陥る病態であることが明らかになり、**SIRS (systemic inflammatory response syndrome：全身性炎症反応症候群)** という概念として提唱されました。はじめて策定された敗血症の定義（通称 "Sepsis-1"）[2] は、「感染により惹起された SIRS」というものでした。敗血症のほかにも SIRS を引き起こす病態はありますが、いずれにしても SIRS に至るまでの身体の反応は敗血症とほぼ同じといえます（図1）。

そして、SIRS によって多臓器が障害された結果を「MODS (multiple organ dysfunction syndrome：多臓器機能障害症候群)」と表現し、現在に至っています（図2）。わが国では、現在も「多臓器不全」という用語が広く使用されていますが、臓器機能が可逆的に回復し、救命に至ることもあるため、「多臓器障害」と表現するほうが適切です。

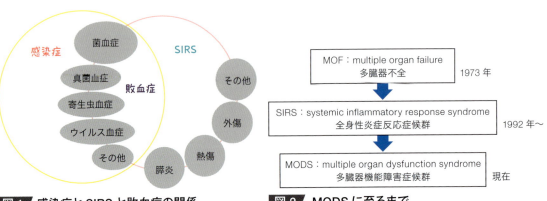

図1 感染症と SIRS と敗血症の関係

図2 MODS に至るまで

SIRSから多臓器障害への移行は身体の過剰反応が9割

PAMPsとDAMPs

SIRSに至る流れとして、細胞内外の双方で分子が認識されることにより、身体の反応が起こります。細胞外で反応する分子は微生物由来であり、**PAMPs（pathogen-associated molecular patterns／病原体関連分子パターン）** とよばれ、細胞内で反応する分子は **DAMPs（damage associated molecular patterns／ダメージ関連分子パターン）** とよばれます。

SIRSを引き起こす原因

感染によりPAMPsの放出が起こり、続いてDAMPsの放出も引き起こしますが、感染だけでなくさまざまな要因によって引き起こされる損傷は、身体を感染症にかかりやすくするとともに、PAMPsの放出も引き起こし、負のスパイラルへと陥ります。

そして、それらを感知する受容体は、**PRRs（pattern-recognition receptors／パターン認識受容体）** とよばれ、これらが細胞の反応を引き起こし、炎症反応や免疫反応、血栓形成を活性化させ、結果としてSIRSが起こります（図3）。

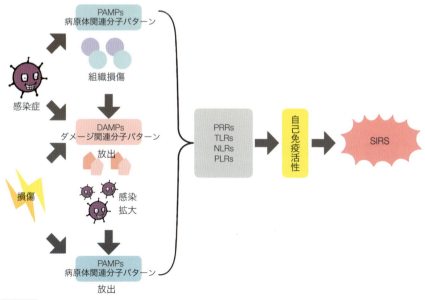

図3 SIRSを引き起こす原因（文献3を参考に作成）

多臓器障害の理解には SIRS と CARS が 9 割

代償性抗炎症反応症候群（CARS）

SIRS が重症化、遷延化することで身体は活性化され、臓器障害の原因となります。一方で、本来は炎症を抑える働きをするはずの「抗炎症性サイトカイン」と、生体内におけるさまざまな炎症症状を引き起こす原因因子「炎症性サイトカイン」が暴走し、炎症と抗炎症のバランスが崩れ、免疫が抑制された状態に陥ってしまいます。その現象を、**代償性抗炎症反応症候群（compensated anti-inflammatory syndrome：CARS）**[4]とよびます。

CARS が遷延すると、感染が長引いたり、あらたな感染症を併発したり、さらなる臓器障害へ進展すると考えられています。実際には SIRS と CARS は混在しており、そのバランスによって組織の修復に働くこともあれば、臓器障害や続発性の感染症につながることもあり（**図4**）、これらを上手にコントロールすることが集中治療における炎症制御の肝ともいえます[5]。

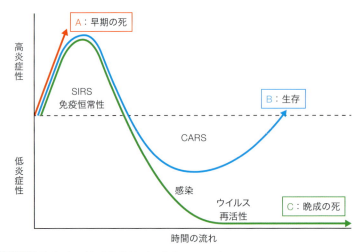

図4 敗血症の治療経過における SIRS／CARS（文献 5 を参考に作成）

SIRS の原因に対する治療を早期に行うことが重要

結局のところ、多臓器障害を防ぐには、SIRS の大もとの原因となっている敗血症、大手術後、膵炎、外傷などに対する**治療を早期に完遂し、コントロール下に置くこと**に尽きます。

臓器障害に対する詳細な対処は各章を参照してください。いずれも臓器をこれ以上悪くしないように「耐える処置」を行っているに過ぎません。**SIRS の原因に対する治療をスマートに行うこと**がとても大事です。

多臓器障害防止の要は「さらなる障害を増やさないこと」が9割

■ 障害臓器の数を増やさない！

多臓器障害が起こり得るおもな臓器（疾患名）は、図5のとおりです。また、臓器障害数が増加すると死亡率が上昇することがわかっており[6]（図6）、**障害を受ける臓器数を増やさないこと**がICU（intensive care unit／集中治療室）における治療目標であるといっても過言ではありません。

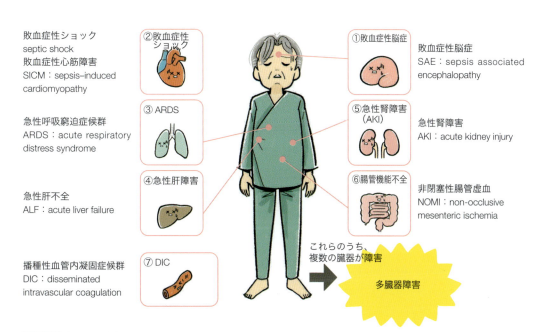

図5 多臓器障害が起こり得るおもな臓器

敗血症性ショック
septic shock
敗血症性心筋障害
SICM：sepsis-induced cardiomyopathy

急性呼吸窮迫症候群
ARDS：acute respiratory distress syndrome

急性肝不全
ALF：acute liver failure

播種性血管内凝固症候群
DIC：disseminated intravascular coagulation

① 敗血症性脳症
② 敗血症性ショック
③ ARDS
④ 急性肝障害
⑤ 急性腎障害（AKI）
⑥ 腸管機能不全
⑦ DIC

敗血症性脳症
SAE：sepsis associated encephalopathy

急性腎障害
AKI：acute kidney injury

非閉塞性腸管虚血
NOMI：non-occlusive mesenteric ischemia

これらのうち、複数の臓器が障害 → 多臓器障害

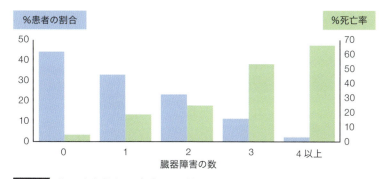

図6 臓器障害数と死亡率の関係（文献6を参考に作成）

SOFA スコア

現在の敗血症の定義（Sepsis-3）[7]に用いられている SOFA（sequential organ failure assessment）スコアは、もともと ICU における重症患者の臓器障害の程度と予後を評価するための指標として開発されました。その後、多臓器障害の診断・重症度評価に広く用いられて、敗血症と多臓器障害が解明されてきた歴史と密にリンクしています。敗血症は ICU における多臓器障害の原因として最多といえます。詳細は敗血症の章（p.9）を参照してください。

多臓器障害の早期対応は看護師の気付きが 9 割

多臓器障害では酸素の流れの異常にいち早く気付く

前述したように、多臓器障害の治療の基本は原疾患の治療です。それと並行して、**臓器や組織に十分な酸素を届け、循環を維持すること**が重要になります。

人はグルコースと酸素を使ってエネルギー（アデノシン三リン酸／ATP）をつくり出します（好気性代謝）。しかし、全身の臓器や組織の酸素が不足すると、人の身体は酸素を必要としない代謝（嫌気性代謝）でエネルギーを産生しはじめます。この嫌気性代謝はとても非効率的なため、全身の臓器や組織が必要とする十分なエネルギーをつくることができず、臓器障害へ進展していきます（図7）。酸素は生命維持におけるもっとも大切なエネルギーのもとであり、臓器や組織に十分な酸素が届けられているのか、つねに注意を払い、異常にいち早く気付くことが重要です。

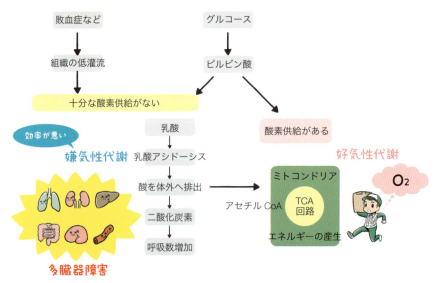

図7 嫌気性代謝と好気性代謝

多臓器障害は「しつこく」「ねちねち」観察する

それでは、多臓器障害に移行している患者さんにいち早く気付くためには、どのような観察が必要なのでしょうか。

ICU では、患者さんの全身を数値として観察できるモニターや人工呼吸器など、さまざまな医療機器を使用します。そのため、看護師はモニターから得られる情報に目が向きがちです。しかし、モニターから得られる情報と、実際に患者さんの身体から得られる情報は異なることもあります。多臓器障害にいち早く気付くためには、**患者さんの身体を「しつこく」見て観察し、何度も触って「ねちねち」評価する**くらいが丁度いいのです。

多臓器障害の循環管理は血流が 9 割

多臓器障害の循環管理：尿量

看護師が「あれ？　なにか変？」と気付きやすい徴候のひとつに**尿量**があります。腎臓は血流が豊富な臓器であり、多臓器障害による循環不全や酸素の供給不足に大きく影響を受けます。尿量が 0.5mL/kg/ 時を維持できているかを目安に、その変化をいち早くキャッチして早期治療につなげることが大切です。

多臓器障害に陥り、ショックに移行していく段階を定量的に評価する指標として、ショックスコア（**表1**）があります。このような指標を活用することで、患者さんの状態を数値として評価することができます。

表1　ショックスコア

項目　　　　　　スコア	0	1	2	3
収縮期血圧（BP）（mmHg）	100 ≦ BP	80 ≦ BP < 100	60 ≦ BP < 80	BP < 60
脈拍数（PR）（回 / 分）	PR ≦ 100	100 < PR ≦ 120	120 < PR ≦ 140	140 < PR
Base excess（BE）（mEq/L）	－ 5 ≦ BE ≦＋ 5	＋ 5 < BE ≦＋ 10 － 5 ＞ BE ≧－ 10	＋ 10 < BE ≦＋ 15 － 10 ＞ BE ≧－ 15	＋ 15 < BE
尿量（UV）（mL/ 時）	50 ≦ UV	25 ≦ UV < 50	0 < UV < 25	0
意識状態	清明	興奮から軽度の応答遅延	著明な応答遅延	昏睡

BP：blood pressure、PR：pulse rate、UV：urinary volume
各項目のスコアの合計点による重症度
0〜4 点：非ショック
5〜10 点：中等症ショック
11〜15 点：重症ショック

多臓器障害の循環管理：脳血流

機能障害が中枢神経系、つまり脳におよぶ場合、脳の灌流障害により意識変容やせん妄といった症状を表します。脳血流の低下や内分泌障害、代謝異常により大脳皮質系・視床・中脳は活動低下をきたし、傾眠や注意集中の障害、見当識障害や記憶障害など、さまざまな症状を呈します。

しかし、私たち看護師は、ぼーっとしている、落ち着きがない、混乱などの症状をみると、「転倒転落予防」「抑制して抜去を予防」と考えがちです。その背景に、**脳の灌流障害による意識変容が隠れているおそれを想起すること**も、多臓器障害以降の早期発見につながります。

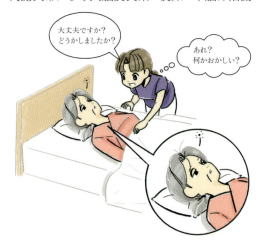

多臓器障害の循環管理：皮膚

多臓器障害に移行している徴候をいち早くキャッチするためには、皮膚の観察も重要です。皮膚は深部から表皮に向けて小動脈が伸び、小動脈は枝分かれして、毛細血管となります（図8）。この毛細血管は、血流が乏しく、容易に循環不全を引き起こします。そのため、皮膚は末梢循環障害の症状を敏感に表します。

手足の末梢チアノーゼや顔面蒼白は、看護師が気付きやすい皮膚の徴候です。なかでも、網状皮斑（mottling）は、臓器や組織への酸素供給が減少した全身の循環不全を表します。網状皮斑は膝周囲や肘関節を中心に図9、耳などにもみられます。この網状皮斑は、**出現範囲が広ければ広いほど死亡率が高い**といわれており、多臓器障害による循環不全を早期に発見するための重要な所

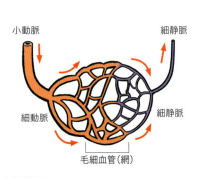

図8 毛細血管

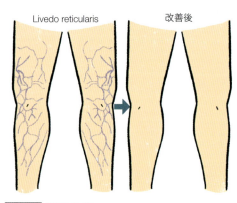

図9 網状皮斑

見です。そのため看護師は、全身の皮膚をくまなく「**のぞいて見る**」必要があります。

人が生命を維持するために、より多くの酸素を組織に届けられるように、皮膚はサインを出しています。そのサインを見逃さないためにも、「Mottling Score（**表2**）」を活用し、**患者さんの手足に触れてみる**必要があります（**図10**）。

表2 Mottling Score

スコア	網状皮斑（mottling）の範囲
0	mottling なし
1	膝の中心にある小さな mottling（硬化ほどのサイズ）
2	膝頭の上端を超えない
3	大腿中央部を超えない
4	鼠径部の股関節を超えない
5	鼠径部の股関節を超える

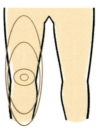
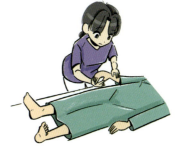

図10 患者さんの手足に触れてみる

循環不全では、交感神経の活性化により、$α_1$ 受容体が多く分布している皮膚の血流が真っ先に犠牲になる。

多臓器障害の早期発見は呼吸数の変化が9割

多臓器障害の呼吸管理：呼吸数

例えば、敗血症などの臓器不全が体内で起きたと仮定します。そこから状態が悪化し、心停止に至るまでの間、人はどのような反応を示すのでしょうか。なにかしらの障害により組織の低灌流が生じると、臓器や組織に十分酸素が届かず、嫌気性代謝へと変化します。その結果、エネルギーといっしょに乳酸が産生されます。この乳酸が蓄積することで人の身体は酸性に傾きます（乳酸アシドーシス）。

このとき人体は恒常性を維持するために、この酸を二酸化炭素として体外へ排出しようとし、呼吸数を増やします。そのため、状態が悪化するとき、**いちばんはじめに現れる徴候が「呼吸数」**なのです（**図11**）。なかでもとくに重要なのは、**呼吸数の実測値**です。モニターや呼吸器のグラフィックから得られる呼吸数は、患者さんの姿勢や分泌物の貯留などに大きく影響されます。そのため、実際に患者さんの**胸の上がりを「見て」呼吸数を測定**し、**呼吸音を耳で「聞く」**ことが大切です。

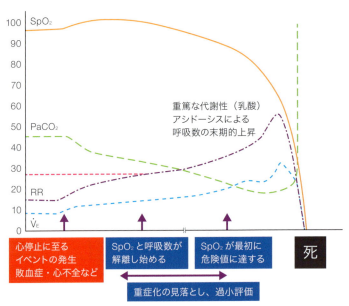

図11 心停止に至るまでの変化

引用・参考文献

1) Tilney, NL. et al. Sequential system failure after rupture of abdominal aortic aneurysms : an unsolved problem in postoperative care. Ann Surg. 178 (2), 1973, 117-22.
2) American College of Chest Physicians/Society of Critical Care Medicine Consensus Conference : definitions for sepsis and organ failure and guidelines for the use of innovative therapies in sepsis. Crit Care Med. 20 (6), 1992, 864-74.
3) Xiang, M. et al. Pattern recognition receptor-dependent mechanisms of acute lung injury. Mol Med. 16 (1-2), 2010, 69-82.
4) Bone, RC. Sir Isaac Newton, sepsis, SIRS, and CARS. Crit Care Med. 24 (7), 1996, 1125-8.
5) Mathias, B. et al. A Review of GM-CSF Therapy in Sepsis. Medicine (Baltimore). 94 (50), 2015, e2044.
6) Vincent, JL. et al. Sepsis in European intensive care units : results of the SOAP study. Crit Care Med. 34 (2), 2006, 344-53.
7) Singer, M. et al. The Third International Consensus Definitions for Sepsis and Septic Shock (Sepsis-3). JAMA. 315 (8), 2016, 801-10.

（矢嶋恵理・上條　泰）

3 播種性血管内凝固症候群（DIC）

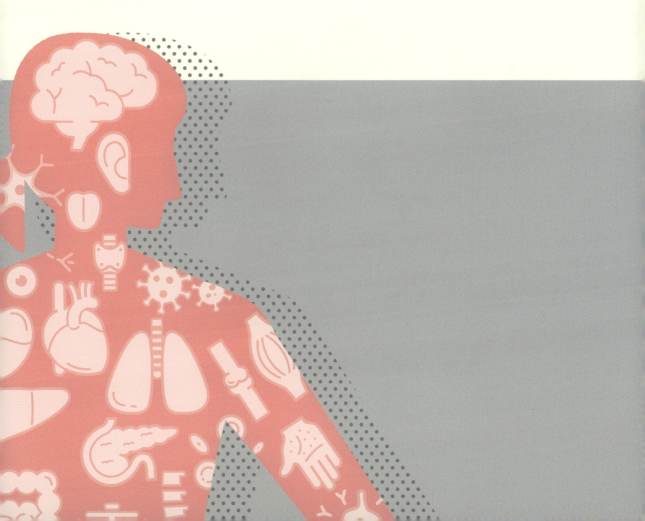

DICは凝固と線溶の理解が9割

　血液は通常、血管内皮や血液中の抗凝固因子の働きにより、正常な血管内で凝固することはありません。しかし、なんらかの原因により全身の血管内で著しい凝固活性化をきたすと、細小血管内に微小血栓が多発します。凝固反応が亢進し、血管内に無数の血栓がばらまかれた（＝播種性）病態を「**播種性血管内凝固症候群（disseminated intravascular coagulation：DIC）**」とよびます。

　DICでは、全身に微小血栓が多発することによって血小板や凝固因子を使い果たしてしまい、血栓を溶かそうとする反応（＝線溶）も亢進し、出血が起きやすくなることがあります。つまり、DICは**血を止めようとする「凝固反応」**と**血栓を溶かそうとする「線溶反応」**のどちらかにバランスを崩している状態であり、**症例によりどちらに傾いているかを把握すること**が、臨床的に非常に重要になります（図1）。

　まず、血管が損傷を受けた際に生じる通常の凝固と線溶のそれぞれの反応について概説します。

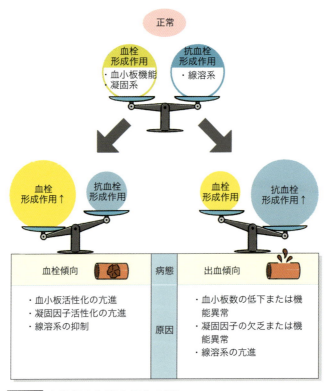

図1 血栓傾向と出血傾向の違い

損傷を受けた血管からの出血が止血されるまでの反応＝「凝固反応」

①一次止血（血小板血栓）

血管の組織が損傷を受けると、損傷を受けた部位の血管が収縮し、血液中の血小板が集まることで可及的に修復します。この血小板による血栓を「**一次止血（血小板血栓）**」といいます。

②二次止血（フィブリン血栓）

しかし、一次止血のみでは出血を止めるにはもろく不安定なので、血栓をより強固なものにする反応が起こります。凝固因子が血小板のまわりで次々に反応し、最終的には血液中のフィブリノゲン（線維素原）がトロンビンの作用を受けフィブリンに変わると、線維状のフィブリンが一次血栓の周囲を網目状に覆い、安定した血栓が形成されます。このフィブリンによる血栓を「**二次止血（フィブリン血栓）**」といいます（図2）。

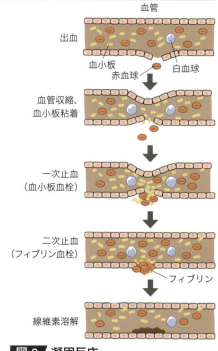

図2 凝固反応

凝固反応を制御する因子「アンチトロンビン」

前述した凝固反応により血栓がつくられていきますが、血栓がつくられすぎないようにブレーキをかける仕組みが必要になります。その役割を担うのが「**アンチトロンビン**」です。アンチトロンビンは、フィブリノゲンからフィブリンへ導くトロンビンと結合し、これ以上フィブリン血栓がつくられないように制御します。アンチトロンビンが活動した結果を反映して、アンチトロンビンとトロンビンが結合したTAT（トロンビン・アンチトロンビン）複合体が生成されます（図3）。

そのほかにも、凝固を制御する因子として、活性化プロテインC、トロンボモジュリンなどがあります。

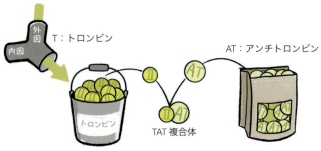

必要以上に形成されたトロンビンはアンチトロンビンと結合し不活化される。

図3 TAT複合体生成までの流れ

不要になった血栓を溶かす反応＝「線溶反応」

凝固したフィブリン血栓が、数日間放置されると再び液体になる生体反応を、「**線維素（フィブリン）溶解反応**」＝「**線溶反応**」といいます。凝固反応によって生成されたフィブリン血栓が不要になると、線溶反応により血栓はプラスミンという酵素によって分解されます（図4）。プラスミンは、血中に存在するプラスミノゲンからt-PA（組織性プラスミノゲン活性因子）を通して変換されます。

また、線溶反応が生じるタイミングによって「一次線溶」と「二次線溶」に分かれます。「一次線溶」は、フィブリン血栓ができる前のフィブリノゲンが分解される過程を指し、「二次線溶」は、できあがったフィブリン血栓が分解される過程を指します。

分解産物は、血中にFDP（フィブリン・フィブリノゲン分解産物）として反映され、とくにフィブリン血栓（二次線溶）に特異的な分解産物は、D-ダイマー（D-D）として血中に反映されます。

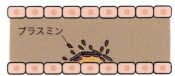
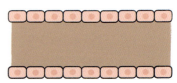

図4 線溶によるフィブリン血栓の除去

線溶反応を制御する因子「プラスミンインヒビター」

凝固反応において、制御因子アンチトロンビンなどが活躍するのと同様に、線溶反応も血栓を余分に分解しすぎないようにブレーキをかける仕組みが必要です。その役割を担うのが「**プラスミンインヒビター**」になります。プラスミンインヒビターは、血栓を分解するプラスミンに直接結合し、これ以上血栓が分解されないように制御します。プラスミンインヒビターが活動した結果を反映して、プラスミンインヒビターとプラスミンが結合したPIC（$α_2$プラスミンインヒビター・プラスミン複合体）が生成されます（図5）。

そのほか、プラスミノゲンからプラスミンに変換するt-PAを不活化するPAI（プラスミノゲンアクチベーターインヒビター）なども線溶の制御に関与します。

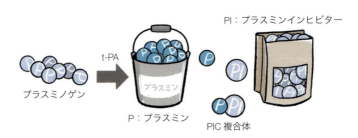

必要以上に形成されたプラスミンはプラスミンインヒビターと結合し不活化される。

図5 PIC複合体生成までの流れ

「組織因子」が全身に微小な血栓を生じさせる

　DICは全身に微小血栓が多発する病態ですが、決して最初から血管損傷が多発しているわけではありません。では、なぜ微小血栓が多発するのでしょうか。それには、これまで説明した血管損傷による凝固反応においてキーとなる「組織因子」というものが関与しています。

　本来、組織因子は損傷した血管内皮組織の周辺に集まります。しかし、敗血症の場合、全身に放出された炎症性サイトカインが、白血球や血管内皮細胞を活性化させ、全身に組織因子の発現を誘導します。これが全身に微小な血栓をつくる原因となり凝固反応が亢進することで、線溶反応とのバランスを崩してしまうわけです。

　また、がん細胞や白血病細胞の表面にも組織因子が現れ、通常の止血時と同様の現象が起き、全身に血栓が生じます。がん、白血病、敗血症は、DICを引き起こす3大基礎疾患といわれています。そのほか、大動脈に大規模な血栓を生じる大動脈瘤や産科疾患（HELLP症候群、常位胎盤早期剥離など）もDICの原因になります。

凝固反応亢進にともなった線溶反応の亢進

　凝固反応の亢進により、大量に血栓がつくられると血小板やフィブリノゲンが一気に消費され、血小板低下やフィブリノゲン低下をきたします。あわせて制御因子としてのアンチトロンビンも消費されるため、アンチトロンビン低下をきたし、アンチトロンビンが活動しすぎた結果としてTATが増加します。

　この状況が続くと凝固反応を制御できなくなるため、血栓化を増悪させます。また、身体はできた血栓を溶かそうとするため、プラスミンが活性化するので、本来必要な血栓まで溶解することになります。このプラスミンの活性化の程度が病態によって異なり、血栓を溶解しすぎて出血傾向になるのか、満足に血栓が溶解できず、全身に血栓がつくられ続けるのかが分かれてきます。

DICの3つの病型分類

　DICは、線溶反応の程度によって「線溶抑制型DIC」「線溶均衡型DIC」「線溶亢進型DIC」に病型分類されます。

　敗血症で生じるDICは「線溶抑制型DIC」に当てはまります。凝固亢進により血栓が生じますが、線溶が抑制されるため血栓が溶けず、結果として虚血性の臓器障害を引き起こすという非常に危険な病態です。

　一方、大動脈瘤、産科DICに代表される「線溶亢進型DIC」では、出血症状（紫斑、消化管出血、血尿など）がみられ、臓器症状はほとんどみられません。一次線溶も亢進するためフィブリン分解のみならずフィブリノゲン分解も進行し、フィブリノゲン値は低下するとともにDダイマー（D-D）

以上にFDPが著増します（図6）。

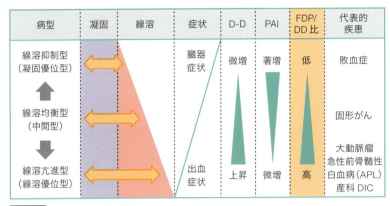

図6 DICの病型分類

症状

症状は臓器症状と出血症状によりさまざまです。臓器障害が強い場合は、前項の「多臓器不全（MOF）」（p.19）で示したとおり、臓器によって発症する症状が異なります。出血症状が強い場合は、穿刺手技などでの止血が困難であったり、容易に紫斑が出現したりするところから始まります。さらに、鼻出血、歯肉出血、消化管出血や血尿など、内臓からの出血がある場合はかなり致命的な状況が想定されます（図7）。

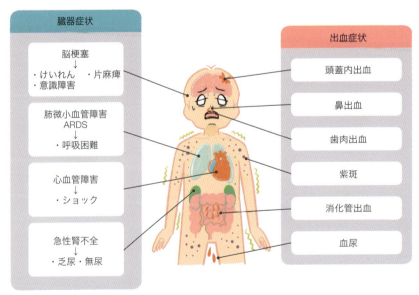

出血症状には、注射をした際、穿刺部位からの出血が止まらなかったり、穿刺部位に紫斑が出現したりすることがある。紫斑のみの場合、致命的になることは少ないですが、脳出血、肺出血、消化管出血は致命的になる。

図7 臓器症状と出血症状

DICの診断と治療は病態の見きわめとタイプ評価が9割

診断基準

　DICの診断基準は複数ありますが、敗血症をはじめとする感染症に合併したDICの場合、「急性期DIC診断基準（日本救急医学会）」が治療開始時期の判断によく使用されます（**表**）。実臨床でのDIC診断においてもっともわかりやすいのは「血小板減少」ですが、敗血症患者さんの診察では血小板の減少のみですぐにDICとは診断せず、血小板減少の病態を念頭に置き、臨床症状が類似している血栓性微小血管障害症（thrombotic microangiopathy：TMA）などとの鑑別診断をしっかりと行う必要があります。

　TMAは、微小血管血栓により溶血性貧血と血小板減少にともなう腎臓や脳神経を中心とした臓器症状を認める疾患群で、近年注目されてきています。

表 DIC診断基準

スコア	SIRS	血小板数（/μL）		PT比	FDP（μg/mL）	
1点	3項目以上陽性	8万≦	＜12万あるいは24時間以内に30%以上の減少	1.2≦	10≦	＜25
2点						
3点		＜8万あるいは24時間以内に50%以上の減少			25≦	

4点以上でDICと診断

治療

　DICの治療は大きく、**①原因疾患の治療**、**②抗凝固療法**、**③補充療法**の3つに分かれます。①原因疾患の治療は、前項の「多臓器不全」で触れたとおりです（p.19）。②抗凝固療法は代表的なものとして、アンチトロンビンとともに凝固にブレーキをかけるヘパリン製剤、トロンビンや活性化第X因子を不活化できる合成タンパク分解酵素阻害薬のナファモスタットメシル酸塩、遺伝子組換えトロンボモジュリン製剤が使用されます。③補充療法としては、血小板製剤、凝固因子全般を補うための新鮮凍結血漿製剤、アンチトロンビンⅢ製剤が投与されます。

DIC の看護は点でなく線でみて気づく力が9割

DIC は線として観察し、のぞき見て気づくことが重要

　DIC の観察では、看護師は発症頻度の高い基礎疾患を理解し、とくに生体侵襲の大きい状態のときには、血液データを点で見て評価するのではなく、経時的な変化として線でとらえ、DIC の早期発見と対応につなげることが重要です。

　例えば ICU では、バイタルサインの測定のため頻繁に血圧測定を行います。血圧測定による強い加圧は皮膚への刺激となり、DIC により出血しやすい患者さんは容易に点状出血や紫斑を起こします。DIC による出血傾向をいち早くキャッチするには、マンシェットの下の皮膚まで「のぞき見」し、全身の皮膚をくまなく観察することも重要です。そして、漫然とマンシェットを巻いたままにせず、必要なときに必要な観察のための医療機器の使用を判断し、出血させないことも DIC における大切な看護の1つなのです。

　DIC となった場合の口腔ケアでは、わずかな粘膜の刺激でも容易に出血を引き起こしてしまいます。口腔内をよく「のぞき見」して、血液の付着がないか、じわじわ出血してこないかを観察し、「あれ？こんなに出血しやすかったかな？」と気づくことも DIC に対する早期治療介入へつなげる重要な看護なのです。

DICはその先のケアを変える必要性を考える

　看護師は、「口腔内にこびりついた痰をすべて除去したい」「便秘だから摘便で便を出そう」「皮膚の汚れをきれいに拭き取りたい」といった衝動にかられることがあります。それらは看護ケアとして患者さんにできることであり、口腔内の清潔も摘便による排便も皮膚の保清ケアも大切な看護です。

　しかし、凝固因子の過剰な消費により出血しやすい状態となっているDICでは、看護師が行うケアにより出血を助長してしまうことが多くあります。そのため、歯ブラシをスポンジブラシに変えたり、薬剤調整による排便コントロールを行ったり、洗浄と押し拭きによる清拭方法に変更したりするなど、ケアの物品や方法を選択し変更することも重要です。

　看護師の「清潔を保ちたい」「便秘を解消したい」といった衝動をすこしだけ抑えて、出血させないケアを提供することはDICにおける大切な看護なのです。DICは、1つのケアが致命的な出血につながることも少なくありません。そのため、看護師だけがケアを考えるのではなく、さまざまな職種やチームと協働し、意見を交えながら患者さんのその先を一緒に考えていくことも重要なことなのです。

（矢嶋恵理・上條　泰）

病態生理では語れない1割のハナシ

ICU 看護は PICS 予防が 9 割

PICS って何だろう？

PICS (post intensive care syndrome) は集中治療後症候群といい、ICU 入室中や退室後に生じる身体機能障害、認知機能障害、精神機能障害を指します。ICU で療養した患者さんだけでなく家族にまで影響を与え、対策すべき事柄とされています（図1）[1]。

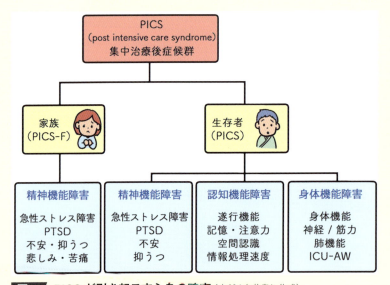

図1 PICS が引き起こす心身の障害（文献1を参考に作成）

PICS の注意すべき症状

PICS の身体機能障害としてよく出てくるものに ICU-AW (ICU-acquired weakness) があります。左右対称性の四肢のびまん性の筋力低下であり、PICS の運動機能障害では重要視されています。

認知機能障害ではせん妄 (Delirium)、認知症 (Dementia)、うつ病 (Depression) の頭文字をとった「3Ds」が重要です。とくにせん妄は ICU 入室中から発症し、認知症やうつ病に移行する可能性があるため、注意が必要です。

精神機能障害では PTSD (posttraumatic stress disorder) に陥らないような介入を意識しましょう。ICU を退室した患者さんの多くはうつ状態や不安に悩まされ、さらに PTSD を発症してしまうといわれており、社会生活への復帰や豊かな生活へ支障をきたすこともあります。

また、患者さんとともに治療を乗り越えてきた家族にも、負担感やストレスなどによって PICS と同じ症状が生じることがあります。これが PICS-F (post intensive care syndrome-Family) です。

さらに、最近ではPICSに加えて「痛み」・「倦怠感」・「職場復帰の遅れや失業」も新たな課題[2]になっています。ICUで生命の危機状態を脱した後、治療中から社会復帰やもとの生活に戻ることを念頭において介入する必要があり、これこそがICUの看護師に求められるケアだといえます。

PICSの予防に必要なバンドル

PICSの発症予防にはなにができるでしょうか。ICU在室中からPICSになりうる危険因子の芽を摘み取っていくことが重要です。そのために有用だといわれているのが「ABCDEFGHバンドル」（図2）の遵守です。これは、人工呼吸を装着した患者さんを管理するうえで重視されていたABCDEバンドルに、PICSやPICS-Fの予防も踏まえ「FGH」が加えられたバンドルになります。

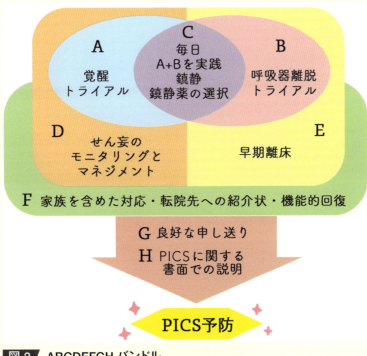

図2 ABCDEFGHバンドル

A／Awaken the patient daily：sedation cessation
　　鎮静薬を中止して意識レベルの確認を行う
B／Breathing：daily interruptions of mechanical ventilation
　　人工呼吸器が離脱できるか確認を行う
C／Coordination：daily awakening and daily breathing
　　Choice of sedation or analgesic exposure
　　薬剤の適正量の判断や不要な人工呼吸器装着期間の延長を避けるために毎日AとBを行う

D／Delirium monitoring and management

　薬理学的介入・非薬理学的介入で、せん妄の発症予防・増悪予防を行う。

E／Early mobility and exercise

　不動を避けるため、せん妄予防に対してエビデンスの高い介入である早期リハビリテーションを積極的に行う。

F／family involvement・follow-up referrals・functional reconciliation

　家族の要望を組み込むことや、患者さんにかかわる職種間の連携は重要であり、機能回復に向けて取り組む必要がある。

G／Good handoff communication

　ICU退室後にも情報を共有することで、予防や早期発見につながる。

H／Handout materials on PICS and PICS-F

　パンフレットの作成やICU日記が有用な可能性が高い。

引用・参考文献

1) 日本集中治療学会. PICS 集中治療後症候群. https://www.jsicm.org/provider/pics.html.（2024 年 6 月閲覧）.
2) Hiser,SL. et al. Post-intensive care syndrome（PICS）: recent updates. J Intensive Care. 11（1）, 2023, 23.

（髙原有貴）

4 壊死性軟部組織感染症（NSTI）

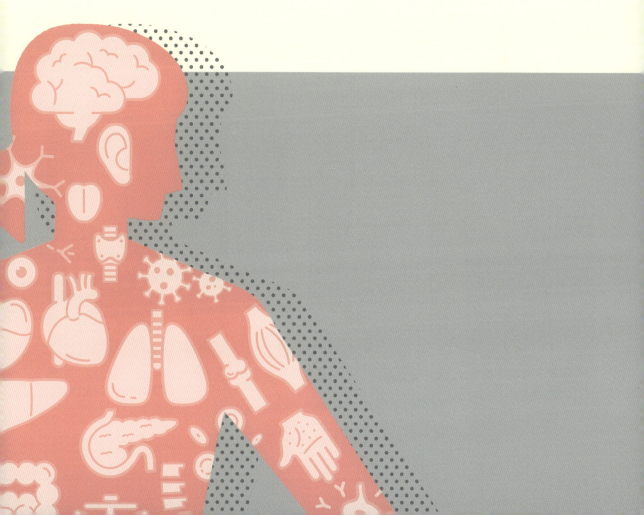

NSTIへの対応は早期発見と早期治療が9割

　軟部組織とは一般的に表皮、真皮、皮下組織、筋膜、筋肉（図1）の総称であり、軟部組織感染症は感染を主訴に入院する患者さんの約10%を占めるとされています[1,2]。大部分は単純な蜂窩織炎や局所の膿瘍などの軽症疾患であり予後も良好ですが、組織に壊死をともなう重症例もあり、その場合は致命的な疾患となり得ます。

　かつては感染が起こった部位や菌種によって壊死性筋膜炎（図2）、壊死性筋炎、フルニエ壊疽（会陰部）、口腔底蜂窩織炎（Ludwig's angina）、ガス壊疽など、種々の疾患名で語られていましたが、そのマネジメントはおおむね共通であることから、現在は**壊死性軟部組織感染症（necrotizing soft-tissue infection：NSTI）**という総称が用いられています。

　NSTIは擦り傷や切創などの小さな傷でも発症する可能性がありますが、重症度の割に初期は皮膚所見に乏しいこともあります。しかし、適切に治療を行った場合でも20〜35%が致命的になり得る重篤な疾患であり、救命のためには抗菌薬投与に加え、迅速な診断および外科的介入が不可欠です（図3）。

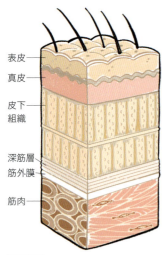

図1 表皮から筋肉までの構造

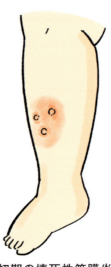

図2 初期の壊死性筋膜炎の皮膚所見
限局する発赤、圧痛、腫脹を認める。

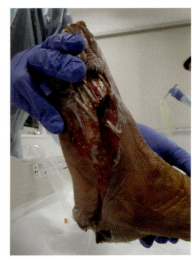

図3 下肢のNSTIに対して切開とデブリードマンを行っている様子（患者の許可を得て撮影、掲載）

NSTI の早期発見は特徴的な症状の観察が9割

NSTI の特徴

NSTI の特徴としては **表1** のような症状が挙げられます。なかでも皮膚所見と比較して疼痛の度合いが激しい場合や、疼痛の範囲が皮膚所見のある範囲を超えている場合には、より NSTI が疑われます。しかし患者さんのなかには、糖尿病の末梢神経障害などを背景に疼痛の訴えがほとんどない人もいるため、特徴的な症状がないからといって否定できる疾患ではないことに留意が必要です。

皮膚所見と比較して疼痛範囲が広がる理由は、**感染が深部の筋膜に沿って広がりやすい**からです。筋膜は疎な組織であり、皮下組織や筋肉と比較して血流も乏しいため、一度細菌感染が成立するとその層で容易に広がってしまい、最終的に壊死をきたしてしまいます。血流が乏しく抗菌薬もその効果を発揮しにくいため、壊死をきたした場合にはほとんどの症例において外科的治療が必要です。

表1 **NSTI の特徴的な症状**（文献3を参考に作成）

- ・臨床所見と乖離した強い痛み
- ・抗菌薬への反応が乏しい
- ・皮膚所見の範囲を超えて固い皮下組織を触れる
- ・重症感があり、時に意識障害をともなう
- ・紅斑の範囲を超えて浮腫や圧痛がある
- ・触診で握雪感がある
- ・水疱、皮膚壊死、斑状出血などがみられる

NSTI の分類

NSTI は起因菌により I 型と II 型に分類されます（**表2**）。

表2 **NSTI の分類と患者背景**

	起因型	患者背景
I 型	多菌種混合感染	免疫抑制状態 （糖尿病・高齢・薬剤・悪性腫瘍など） 末梢血管障害 （閉塞性動脈硬化症［ASO］・透析など）
II 型	単菌種感染 ・A 群溶血性連鎖球菌（Group A *Streptococcus*） ・ブドウ球菌（*Staphylococcus*）属	健康な成人でも発症する可能性がある
（III 型）	単菌種感染 ・ビブリオ・バルニフィカス（*Vibrio vulnificus*）	海水や淡水に関連した外傷

Ⅰ型は多菌種の混合感染であり、高齢者や糖尿病患者、免疫抑制薬を使用中の患者さんなどが好発群ですが、術後患者に発症することもあります。菌種に関してはグラム陽性球菌から嫌気性グラム陰性桿菌までさまざまで、含まれる菌種によってはガスを産生し、CT でのガス像や、皮膚の握雪感として観察できることもあります。

Ⅱ型はおもに A 群溶血性連鎖球菌（Group A *Streptococcus*）による単一菌感染です。Ⅰ型と異なり、年齢や併存疾患などに関係なく、健康な人にも発症する可能性があります。A 群溶血性連鎖球菌による NSTI はその臨床経過がとくに激烈であり、**数時間単位で感染層を広げて容易に致命的になり得る疾患**です。

報告される致死率に関してはいずれも 20%前後ですが、**背景の悪い患者さんに生じやすいⅠ型**と、**健康な成人にも発症し得るⅡ型**との比較で考えると、Ⅱ型のほうがより重篤な疾患と考えられます。しかし、高齢化社会の進んだわが国では、診察機会としてはⅠ型患者のほうが多く、このような患者さんの軟部組織感染をみた場合には積極的に NSTI の存在を疑ってかかる必要があります。

Ⅰ・Ⅱ型以外に、Ⅲ型としてビブリオ・バルニフィカス（*Vibrio vulnificus*）による NSTI を分類することもあります。これは海水や淡水中に存在する同菌が創部などから侵入し NSTI を引き起こすものです。頻度は高くありませんが、わが国においてもその報告例は散見されています。

Column

人食いバクテリアの恐怖

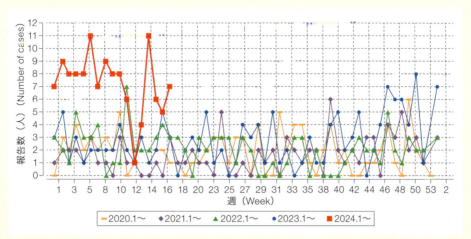

図4 東京都の劇症型溶血性連鎖球菌感染症患者数の受理週別報告数推移（過去5年、2024年は16週まで）（文献4を参考に作成）

A群溶血性連鎖球菌（Group A *Streptococcus*）は「溶連菌」とも略され、成人の急性咽頭炎の5〜10％の起因菌とされています。感染した場合の多くの症状としては、発熱や咽頭痛などの感冒症状のみで、抗菌薬の内服にて数日で回復することが一般的です。

しかし、このA群溶血性連鎖球菌感染が重篤化することがあり、その場合、多くは**劇症型溶血性連鎖球菌感染症**（streptococcal toxic shock syndrome：STSS）であると称されています。臨床経過も激烈で、数時間の経過で循環不全、急性呼吸窮迫症候群（acute respiratory distress syndrome：ARDS）、急性腎不全、播種性血管内凝固（disseminated intravascular coagulation：DIC）が進行し、傷口などから侵入した場合は本稿で紹介したNSTIを合併することもあります。

とくに既往のない30〜40歳代においても発症するにもかかわらず、全体の致死率がわが国では30％程度とされるほどの非常に重篤な疾患であり、メディアなどでは**「人喰いバクテリア」**と紹介されることもあります。このSTSSが近年増加していることが知られており、国立感染症研究所のデータ[4]によると2023年の患者数は全国で941人と過去最多に上りました。さらに、東京都の週別の罹患者数のグラフ（**図4**）を見ると、2023年後半から増加傾向が顕著で、2024年に入ると前年度までの同時期に比べて患者数が3倍近く増加していることがわかります[4]。患者数増加の原因ははっきりしていませんが、海外から毒性の強い菌が流入している可能性などが指摘されており、今後も動静を注意深く見守ることが必要です。

NSTIの発症部位は四肢と殿部・会陰部が9割

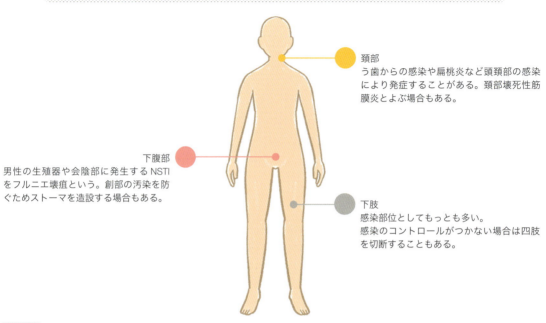

図5 NSTIの感染部位

　NSTIは図5で示すように四肢に好発し、上肢に比べて下肢でより多く認められます。下肢は臨床的に上肢よりも感染が多いことが知られており、糖尿病性神経障害のある患者さんなどが不用意に足をぶつけて傷つけてしまうことなども原因と考えられています。ほかにも女性の会陰部や男性の生殖器周辺、殿部なども好発部位であり、同部位に生じるNSTIのことをフルニエ壊疽とよびます。フルニエ壊疽の多くはⅠ型のNSTIで、日常生活動作（ADL）の悪い患者さんや、殿部の感覚異常がある患者さんの褥瘡などを契機に発症することが多く、容易に排泄物による汚染をきたすことから治療に難渋することも多いです。う歯や扁桃炎など頭頸部の感染から、下顎を中心とした頸部や背部周辺に発生するNSTIもあり、これらは通例として口底蜂窩織炎（Ludwig's angina：ルードヴィッヒアンジーナ）と称されてきました。しかしいずれも病態生理としては同様であり、早期の診断、早期の外科的介入が必要です

NSTIの検査所見

　NSTIの検査所見としては、白血球数（white blood cell：WBC）やC反応性タンパク（C-reactive protein：CRP）など炎症マーカーの上昇、乳酸値（lactate）上昇にともなう代謝性アシドーシスや凝固障害、筋肉や筋膜の感染による血清クレアチニンキナーゼ（CK）の上昇がみられます。いずれ

も特異的なものではなく、あくまで感染の存在とそれにともなう全身状態の評価の一環でしかありません。検査値を点数化し、NSTIの診断補助に用いられるLRINECスコア（**表3**）も存在しますが、スコアが0であったNSTIの報告もあり、あくまで診断は臨床症状を中心に行い、画像所見や採血結果は補助として扱う必要があります。なお近年は、修正LRINECスコア（**表4**）とよばれるあらたなスコアも提唱されており、感度・特異度の改善が示唆されていますが、疑った場合には外科的に筋膜を確認することが唯一の診断方法です。

表3 LRINEC スコア

項目	検査結果	スコア
CRP	≧ 15mg/dL	4 ポイント
WBC	≧ 15,000/μL	1 ポイント
	≧ 25,000/μL	2 ポイント
Hb	< 13.5g/dL	1 ポイント
	< 11g/dL	2 ポイント
Na	< 135mEq/L	2 ポイント
Cre	< 1.58mg/dL	2 ポイント
Glu	> 180md/dL	1 ポイント

項目に該当しない場合は0ポイント。5点以下＝低リスク（＜50％）、6〜7点＝中等度リスク（50〜75％）、8点以上＝高リスク（＞75％）。

表4 修正 LRINEC スコア（文献5を参考に作成）

項目	検査結果	スコア
CRP	≧ 15mg/dL	4 ポイント
WBC	≧ 15,000/μL	1 ポイント
	≧ 25,000/μL	2 ポイント
RBC	< 4×10⁶/μL	1 ポイント
Hb	< 13.5g/dL	1 ポイント
	< 11g/dL	2 ポイント
Cre	< 135mmol/L	2 ポイント
Fib	> 750mg/dL	2 ポイント
痛み	中等度	1 ポイント
	強い	2 ポイント
体温	37.6〜37.9℃	1 ポイント
	≧ 38℃	2 ポイント
脈拍	>100 回 /min	1 ポイント
急性腎障害	徴候あり	1 ポイント

項目に該当しない場合は0ポイント。5点以下＝疑わない、6〜7点＝疑い、8点以上＝強い疑い。

NSTI の治療は外科的デブリードマンと抗菌薬の投与が9割

NSTIを確実に診断するための唯一の方法は試験切開を行うことです。試験切開を行うと、NSTIの場合、局所に血栓が形成されており、出血が少ないという特徴があります。筋膜やそのほかの軟部組織は壊死により灰色のような色調を呈しており、指を入れると筋膜上で組織が簡単に剥がれる所見も特徴的です。

　試験切開でNSTIと診断した場合、処置の遅れは死亡率上昇に直結することが明らかになっており、速やかに外科的デブリードマンを行う必要があります。デブリードマンした創部は閉創せず、開放したままでガーゼ保護とし、連日洗浄しつつ壊死の進行があれば追加でデブリードマンを行います。同様の管理を完全に壊死組織の除去ができたことを確認できるまで行い、その後閉創します（**図6**）。この期間は症例にもよりますが、数カ月以上を要することもまれではありません。全身状態のコントロールがつかない状態でその原因たる壊死組織が完全に除去できないと判断された場合

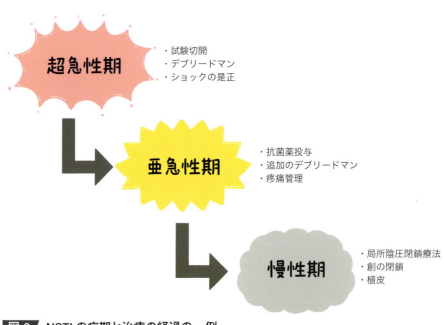

図6 NSTIの病期と治療の経過の一例

や、残肢の機能的予後が著しく不良である場合には患肢の切断を行うこともあります。

また、殿部に生じるNSTIであるフルニエ壊疽の場合、創部が便汚染しやすく創傷治癒が阻害されてしまうため、全身麻酔下の人工肛門造設術も管理上有効な手段です。

閉創に至るまでに、創部の状態によっては局所陰圧閉鎖療法（NPWT [図7、8]）を実施する場合もあります。閉創に際しては、デブリードマンによる欠損範囲が大きい場合は、植皮術や皮弁術などが行われることもあり、多様な手段を用いた治療が行われています。

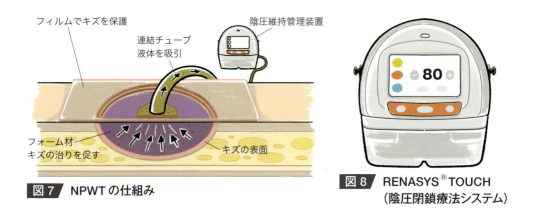

図7 NPWTの仕組み

図8 RENASYS® TOUCH（陰圧閉鎖療法システム）

NSTI の看護は状態悪化の早期発見が 9 割

表5 NSTI 創部の観察項目

・疼痛の有無（疼痛スケールを用いて経時的に評価）
・発赤、腫脹の範囲、色調の変化
・硬結、熱感、握雪感
・知覚鈍麻
・末梢血流の有無（下肢なら足背動脈の触知など）
・創からの出血、滲出液の有無、創部のにおい
上記症状に悪化があり、壊死の進行を疑う場合は医師に報告し、追加のデブリードマンを検討

　NSTI の患者さんに対する看護では、状態の悪化を早期発見することが重要です。初期において
は NSTI とそのほかの疾患は区別できないこともあるため、蜂窩織炎などの診断で入院してきた患
者さんであっても、その後急激に病態が進行し、実は NSTI であったというケースも実際に存在しま
す。

　また、NSTI の診断で切開しデブリードマンをされた状態で入院していても、さらに壊死が進行し
て追加の切開やデブリードマンが必要になることは珍しくありません。壊死の出現や進行を把握す
るためには、経時的に創部周囲の発赤や熱感、疼痛や握雪感の有無などを確認する必要がありま
す（**表5**）。変化を客観的に把握するため、発赤範囲をマーキングすることや、経時的な患部の撮
影も有用であり、医師へ緊急性を伝えるための有用なツールになり得ます。いずれにせよ、看護師
は観察の結果によっては緊急の外科的処置を要する病態であることを深く理解する必要があります。

創部だけにとらわれず全身の状態観察が重要

　また、**NSTI は敗血症をきたす可能性のある疾患**であるという認識も重要です。敗血症に至った
場合、意識障害、呼吸不全、ショック、腎機能障害、DIC などさまざまな臓器不全を起こし、致命
的な状態になることもあります（**図9**）。創部など局所の症状だけにとらわれず、全身状態に影響を
及ぼす疾患であることを意識して観察を行う必要があります。一般的な敗血症患者の管理と同様に、
バイタルサインの経時的な確認や意識状態の評価、尿量の観察などは当然重要ですが、DIC が進
行することで出血傾向となり、**NSTI として処置された創部からの出血が増加することがある**とい
う点も、看護観察の観点からは重要なポイントとなります。NSTI 患者の状態が徐々に悪化し、創
部からの出血量が増加していることが確認できた場合には、DIC の可能性があることを早期に医師
と共有する必要があります。

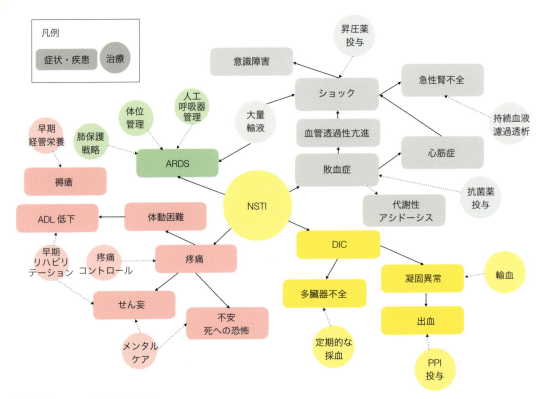

図9 NSTIの病態関連図

急性期の患者さんへのかかわりは苦痛の緩和が9割

入院中は創部を大きく切開した状態で管理し、連日の創部洗浄に加え、壊死の進行があれば追加での切除も必要となります。いずれの処置も強い疼痛をともなうため、鎮痛薬をはじめ、麻薬を使用することもあります（**表6**）。疼痛は患者さんの生活の質（QOL）に大きく寄与する因子であり、かかわる看護師としては十分な疼痛コントロールが行われているかを繰り返し観察する必要があります。

評価の方法としては、意識があり、意思疎通が図れる場合はNRS（numeric rating scale）を用いることが一般的です。気管挿管中で鎮静薬を使用しているなど、明確に痛みを訴えられない場合であっても行動鎮痛スケール（behavioral pain scale：BPS）やクリティカルケア疼痛観察ツール（critical-care pain observation tool：CPOT）など客観的な疼痛スケールを用いることで、鎮痛の度合いを評価することが可能です。

鎮痛に関しては、患者さんが疼痛を感じなくなればそれだけで良いことですが、鎮静薬や麻薬などを使用する場合には、処置後に薬剤が残存することで日中傾眠となり、リハビリの遅れや夜間せん妄につながる可能性もあります。そのため、過不足なく薬剤の投与量を調整する必要があり、その判断材料として継続的なスケールによる評価が重要となります。

また、鎮痛薬は効果が発現するまでに一定以上の時間を要するものがほとんどで、処置を担当する看護師は処置の時間を事前に確認し、処置時に十分な鎮痛効果が得られるよう鎮痛薬の投与時間を調整することが望ましいです。

表6　ICUで一般的に使用する鎮痛薬

薬剤名	効果発現時間	効果持続時間	注意点
アセトアミノフェン 商品名：アセリオ	約15分	6〜8時間程度	鎮静効果は弱い。NSAIDsに比べて副作用は少ない。肝障害がある場合は注意
フルルビプロフェン 商品名：ロピオン®	約10分	5〜6時間程度	NSAIDs。消化管出血や喘息などの副作用に注意が必要
ペンタゾシン 商品名：ソセゴン®	約2〜3分	3〜4時間程度	呼吸抑制作用。依存性がある。麻薬鎮痛薬との拮抗作用があり併用は禁止
フェンタニルクエン酸塩 商品名：フェンタニル	約1〜2分	約30分	麻薬鎮痛薬。即効性がある。効果はモルヒネの50〜100倍
ケタミン塩酸塩 商品名：ケタラール®	約30秒〜1分	約5〜10分	麻薬鎮痛薬。呼吸抑制が少ない。血圧上昇や頻脈などの症状が出現する場合あり

創部の痛みだけが9割ではない、全人的苦痛の緩和とフォローアップの重要性

　NSTI の患者さんにおける苦痛とは、単に身体的な疼痛だけではありません。病状が急激に増悪する可能性があるうえに、致死率も高い疾患であることから、死への恐怖や今後の生活への不安を感じる患者さんも多いです。

　さらに、救命できたとしても四肢が切断となったり、目立つ瘢痕が残ったりすることも多く、ストーマ造設を要する可能性もあり、ボディイメージの変容も予想されます。

　入院が長期にわたった場合は、筋力の低下などが原因で、もとの生活への復帰が障害される可能性も高いです。NSTI 患者さんにおいては、このような全人的苦痛（図10）が存在することを理解し、サポートすることが患者さんに寄り添う看護師として求められます。

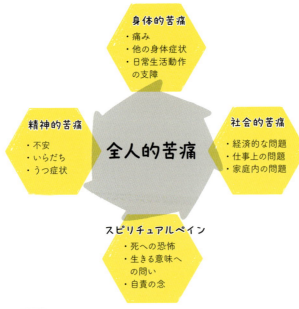

図10 **全人的苦痛の構成**（文献6を参考に作成）

Column

患者さんの経過① （事例は架空のもの）

　Aさんはとくに既往のない30歳代の女性です。搬送前日から右手の腫脹を自覚し、疼痛が増悪したことから救急要請しました。来院時、意識清明でバイタルサインは安定しているものの、右手から前腕にかけて全体的に浮腫と表皮剥離があり、母指周囲には一部水疱も形成していました。採血でWBC38,000 /μL、CRP43 mg/dLと炎症反応高値であり、NSTIを疑って救急外来で試験切開したところ、筋膜は白色化し排膿を認めたため、NSTIと診断しました。

　同日緊急でデブリードマンを施行し、創は開放でガーゼ保護のまま抗菌薬投与を開始してICUに入院となりました。創部からはA群溶血性連鎖球菌が検出されました。入院後、発赤範囲が前腕近位まで拡大してきたため切開を追加し、連日の洗浄とデブリードマンを施行していましたが、母指の壊死は改善不能と判断され、入院7日目に離断を行いました。

　日々の処置時には疼痛の訴えが強く、アセトアミノフェン点滴に加えてケタミンも使用し、処置後にはNRSで経時的に評価を行いました。救急科、形成外科、感染症内科など多職種で連携しながら診療・看護を行い、徐々に炎症反応が改善したため、2カ月後に植皮の手術を行い、3カ月後に自宅退院となりました。

患者さんの経過② （事例は架空のもの）

　Bさんは未治療糖尿病既往の60歳代男性で、もともと生活は自立していましたが、ある日、右足をぶつけたことをきっかけに創傷ができ、自宅で様子をみていましたが、徐々に発赤が拡大し、動けなくなっているところを発見され救急搬送となりました。来院時はショック状態で、救急外来では右下腿のガスをともなうNSTIと、それによる敗血症性ショックと診断されました。ショックに対する治療を行うとともに、同日緊急で下腿までの切開ドレナージが施行されました。創部は開放のまま管理し、抗菌薬投与を行いましたが、翌日発赤が拡大したためさらに追加で切開を行いました。日々の創処置時には疼痛が強く、適宜ケタミンを使用していました。バイタルは安定し、その後も洗浄を継続していましたが、側部の壊死は改善不能と判断され、入院5日目に下腿での下肢切断術が施行されました。Bさんからは下肢切断に対する迷いや不安の訴えがあったため、看護師が傾聴を行い、整形外科や精神科とも連携し対応にあたりました。創部は当初NPWTを実施し、組織の改善を待ってから閉創、3カ月目にリハビリ退院となりました。

引用・参考文献

1) Miller, LG. et al. Incidence of skin and soft tissue infections in ambulatory and inpatient settings, 2005-2010. BMC Infect Dis. 21 (15), 2015, 362.

2) Das, DK. et al. Increasing incidence of necrotizing fasciitis in New Zealand : a nationwide study over the period 1990 to 2006. J Infect. 63 (6), 2011, 429-33.

3) Stevens, DL. et al. Practice guidelines for the diagnosis and management of skin and soft tissue infections : 2014 update by the Infectious Diseases Society of America. Practice Guideline. 59 (2), 2014, e10-52.

4) 東京都感染症情報センター. "劇症型溶血性レンサ球菌感染症の流行状況（東京都2024年）". 東京都感染症情報センターホームページ. 2024, https://idsc.tmiph.metro.tokyo.lg.jp/diseases/s-group-a/s-group-a/, （2024年6月閲覧）.

5) 日本集中治療医学会 J-PAD ガイドライン作成委員会. 日本版・集中治療室における成人重症患者に対する痛み・不穏・せん妄管理のための臨床ガイドライン. 日本集中治療医学会誌. 21, 2014, 539-79.

6) 厚生労働省. がん等の診療に携わる医師等に対する緩和ケア研修会.

7) Wang, YS. et al. Staging of necrotizing fasciitis based on the evolving cutaneous features. Int J Dermatol. 46 (10), 2007, 1036-41.

8) 池辺忠義. "劇症型溶血性レンサ球菌感染症とは". 国立感染症研究所ホームページ. 2013, https://www.niid.go.jp/niid/ja/diseases/alphabet/rs-virus/392-encyclopedia/341-stss.html, （2024年6月閲覧）.

9) Wong, CH. et al. The diagnosis of necrotizing fasciitis. Curr Opin Infect Dis. 18 (2), 2005, 101-6.

10) Borschitz, T. et al. Improvement of a clinical score for necrotizing fasciitis : 'Pain out of proportion' and high CRP levels aid the diagnosis. PLoS ONE. 10 (7), 2015, e0132775.

（佐藤　央・朝田慎平）

5 心筋梗塞（AMI、STEMI）

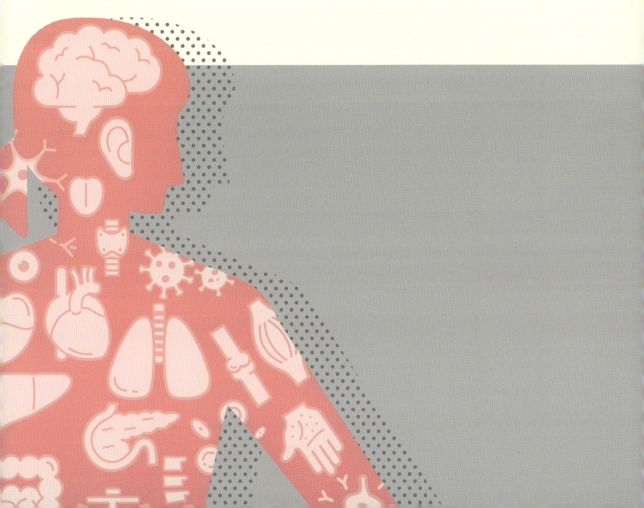

心筋梗塞（AMI、STEMI）の病態生理は心筋虚血・壊死が9割

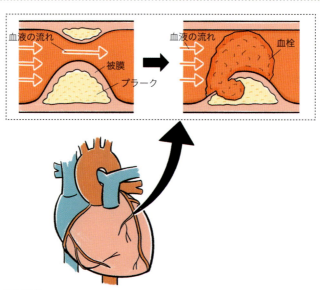

図1 心筋梗塞の病態について（文献1を参考に作成）

　急性冠症候群（acute coronary syndrome：ACS）は、冠動脈粥腫（プラーク）の破綻とそれにともなう血栓形成により、冠動脈内腔が急速に狭窄、閉塞し、心筋が虚血、壊死に陥る病態を示す症候群です（**図1**）。ACSのなかでも**急性心筋梗塞（acute myocardial infarction：AMI)**は、急性期の診断・治療の進め方の違いから**ST上昇型心筋梗塞（ST-elevation myocardial infarction：STEMI)**と非ST上昇型心筋梗塞（non-ST-elevation myocardial infarction：NSTEMI）に分類されます。この項目ではとくにAMI、STEMIについて解説していきます。

冠動脈の血流の特徴と虚血にさらされやすい部位[2]

　心臓は通常、心外膜側に比べて心内膜側で収縮が大きいため、心内膜側は心外膜側よりも多くの酸素を消費し、**血流量も心外膜側に比べて10～30％ほど心内膜側で増加**しています。そのため心内膜側は心外膜側よりも虚血にさらされやすいという性質があります。

　冠血流が途絶すると、まず虚血に脆弱な灌流領域中央の心内膜側に心筋壊死が生じ、その後数時間で急速に心外膜側に向かって梗塞領域が拡大していきます。急性心筋梗塞でみられる心電図上での**ST上昇は血栓性閉塞により冠動脈の血流が完全に途絶し、貫壁性虚血**を生じていることを示しています（**図2**）。

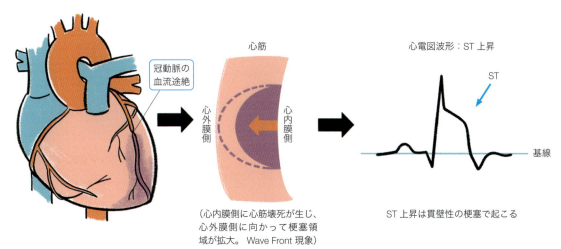

図2 梗塞領域の変化について

心筋梗塞（AMI、STEMI）の病態を理解するには冠動脈の走行が9割

冠動脈の走行／冠動脈の灌流領域について

　心臓を栄養する冠動脈は3本に枝分かれしています（図3）。右冠動脈（right coronary artery：RCA）、左冠動脈（left coronary artery：LCA）があり、LCAはさらに、左前下行枝（left anterior descending artery：LAD）、左回旋枝（left circumflex branch：LCX）の2枝に分かれています。そ

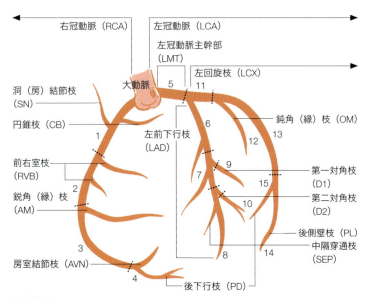

図3 冠動脈の走行とAHA分類について

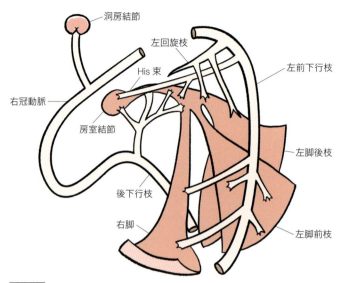

図4 刺激伝導系の灌流について（文献3を参考に作成）

それぞれの冠動脈に応じて異なる心筋、刺激伝導系の灌流領域があるため（図4）、**血流が途絶える場所によって症状や合併症が異なるので注意が必要**です。

心筋梗塞後の心電図変化

AMIでみられる心電図上のST上昇は、梗塞部位に応じて心電図の波形変化が出る誘導が異なります（図5）。

心筋障害マーカー

ST上昇の90％以上は心筋障害マーカーの上昇がともないます（図6）。心筋トロポニンTとCK-MBが感度・特異度ともに高く診断に有用です。とくに心筋トロポニンTは正常に戻るまでに時間がかかるため、発症から時間が経った梗塞にも有用です。

梗塞部位		梗塞波形が出現する誘導											おもな閉塞枝
		I	II	III	aV_R	aV_L	aV_F	V_1	V_2	V_3	V_4	V_5	V_6	
前壁中隔								○	○	○	○			・左前下行枝（LAD）
広範前壁		○				○		○	○	○	○	○	△	・左前下行枝
側壁		○				○						○	○	・左前下行枝 ・左回旋枝（LCX）
純後壁								＊	＊					・左回旋枝 ・右冠動脈（RCA）
高位側壁		○				○								・左前下行枝 ・左回旋枝
下壁			○	○			○							・右冠動脈

○：梗塞波形がみられる、△：ときにみられる、＊：mirror image による ST 下降、R 波増高、T 波増高

図5 **梗塞部位と心電図変化について**（文献 4 を参考に作成）

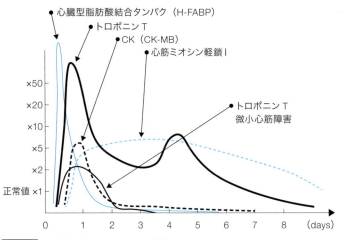

図6 **心筋障害マーカーの推移**（文献 5 を参考に作成）

心筋梗塞（AMI、STEMI）の治療の肝は早期再灌流が9割

心筋梗塞と診断された場合、再灌流療法により冠血流を再開させることが根本的な治療になります。とくにSTEMIでは、発症から再灌流までの時間をいかに短くするかを最重視した治療戦略が重要です。治療法には「カテーテル治療（percutaneous coronary intervention：PCI）」、「バイパス手術（coronary artery bypass grafting：CABG）」、「血栓溶解療法」があります。

CABGは、PCIが不適の場合に選択されますが、通常のAMIでは緊急でCABGが行われることはありません。また、わが国ではPCIが迅速に行える施設が多く、STEMIに対する血栓溶解療法の再灌流療法に占める割合は10％以下とされています。そのため、今回はおもにPCIについて説明していきます。

カテーテル治療（percutaneous coronary intervention：PCI）

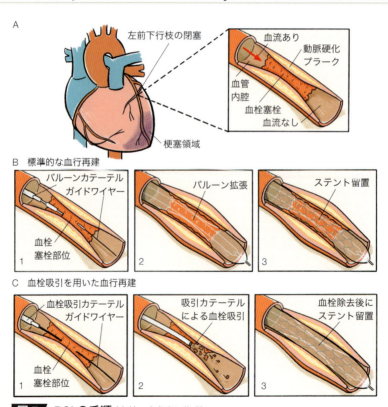

図7　PCIの手順（文献6を参考に作成）

PCI（経皮的冠動脈インターベンション）は、カテーテルを使用して冠動脈が狭くなっている部位に、「ステント」とよばれる金属製の網目状の筒を留置して冠動脈の血流を改善させる治療法です（図7）。

STEMIの場合は、最初の医療従事者の接触（first medical contact、救急隊を含む）から**少なくとも90分以内に初回バルーンを拡張**することが目標になります。PCIによる合併症としては、冠動脈解離／急性冠閉塞、冠穿孔、末梢閉塞、ヘパリン起因性血小板減少症（heparin-induced thrombocytopenia：HIT）、造影剤腎症（contrast-induced nephropathy：CIN）などがあります。

Primary PCI* では冠動脈造影検査（coronary angiography：CAG）で再灌流の成否をTIMI（thrombolysis in myocardial infarction）血流分類から評価します（表1）。**再灌流の成功基準はTIMI血流分類 グレード3**になります。いかに早期にTIMI血流分類グレード3の再灌流を得るかが重要です。

＊わが国ではPCIが主流で、再灌流療法としてはじめからPCIすることをprimary PCIといいます。

表1 TIMI血流分類

グレード	
0	完全閉塞で再灌流なし
1	部分灌流で、明らかな造影遅延があり末梢まで造影されない
2	不完全灌流で、末梢まで造影されるが造影遅延あり
3	完全灌流で、造影遅延なく末梢まで造影

心筋梗塞（AMI、STEMI）の心原性ショックは組織低灌流の評価が9割

ポンプ失調と心原性ショックに至る機序

図8のように心筋梗塞によって虚血に陥った心筋は、機能が停止して収縮できなくなります。**心臓のポンプ失調**により十分な血液を送り出せなくなることで、末梢の組織に酸素が行き渡らず、低酸素化が遷延し、心原性ショックとなります。

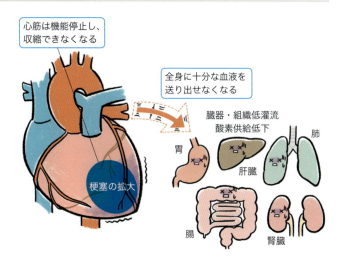

図8 ポンプ失調

心原性ショックは左室収縮機能障害のみならず、種々の機序により最終的に臓器・組織低灌流をきたします。

心原性ショックの要因には、**心筋障害、不整脈、心臓の構造障害、圧迫（心タンポナーデなどの外的な圧迫）**があります（**図9**）。

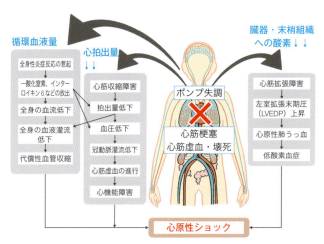

図9 心原性ショックに至る機序（文献7を参考に作成）

心原性ショックの重症度とは？　SCAIショックステージ[8、9]

心原性ショックの死亡率は、低血圧所見より低灌流所見を認めるほうが有意に高値であるため、血圧維持だけでなく、組織低灌流の評価とそれに対する介入が重要です。心原性ショックに診断基準はあるものの、重症度に関して明示されたものはありませんでした。しかし、2019年に米国心血管インターベンション学会（SCAI）の専門家らによるconsensus statementとして、心原性ショックの重症度分類（SCAI expert consensus）が発表されています（**図10**）。

SCAI expert consensusによる心原性ショックステージは、心原性ショック患者のリスクをシンプルかつ実用的に層別化することで、重要性の高い治療を迅速に提供することを目的としています。

そのため、治療の効果がありショックから離脱している段階なのか、それともショック状態が遷延もしくは悪化しているのかなど、経時的に患者さんがどの段階にいるのかとらえることができます。なにより医療者が心原性ショックの重症度を共通認識としてとらえられることが良い点です。

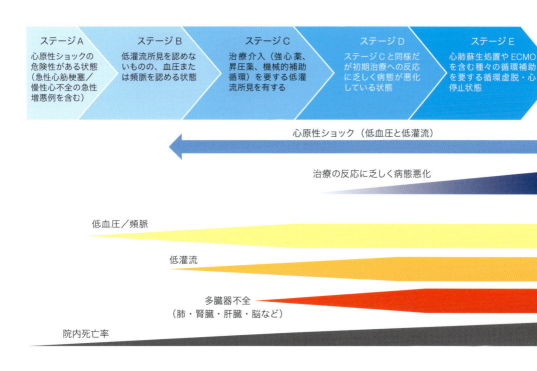

図10 SCAIショックステージと全身状態の関係（文献10を参考に作成）

ショックを早期認知するには？　組織低灌流の徴候を見きわめる

　心原性ショックに至る前に、ショックを早期に発見・対応することが重要です。ショックを早期に認知するためには早くから組織低灌流の徴候をとらえていく必要があります。循環不全を見きわめるためのポイントを押さえて、早期に発見・対応できるようにしていきましょう（図11）。とくに**呼吸数**は循環不全の鋭敏な指標になるため、頻呼吸には注意が必要です。

　ショックと血圧低下は同義ではありません。ショックの本態は**組織への酸素供給障害と組織低灌流**による細胞機能障害（臓器機能障害）です。

▶ MIRU基準*

　MIRU基準（**表2**）*は臨床的に簡便な指標であるため、早期にショックを認知するのに役立ちます。

＊米国国立心肺血液研究所（national heart, lung, and blood institute：NHLBI）心筋梗塞研究部（myocardial infarction research unit：MIRU）

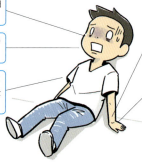

蒼白（Pallor）：顔面蒼白、皮膚が白っぽく青ざめた感じになる

虚脱（Prostration）：表情がぼんやりし問いかけに反応が鈍くなる

呼吸不全（Pulmonary insufficiency）：呼吸が浅く早くなり、低酸素血症をきたす

脈拍触知不能（Pulselessness）：脈拍の触知が弱くなり触れなくなる

冷汗（Perspiration）：手足は冷たく、冷や汗をかく

図11 ショックの5P

表2 MIRU基準

1. 収縮期血圧90mmHg未満、または平時より30mmHg以上の低下
2. 血流減少による以下の症候（臓器循環障害）をすべて認める
   (a) 尿量20mL/時未満、(b) 意識障害、(c) 末梢血管収縮の所見（皮膚が冷たく、かつ湿潤）

▶乳酸値

　循環不全、組織低酸素により酸素需給バランスが保たれていない場合などは、嫌気代謝が亢進し、乳酸値（lactate）が上昇します。**乳酸値＞2mmol/Lは臓器灌流障害の鋭敏なマーカー**となるため、乳酸値の変動を把握し、ショックなのかショックから離脱してきている段階なのかを知るために活用できます。乳酸値が上昇している場合には、酸素需給バランスを見直す必要があります。

▶呼吸の変化と低酸素血症

　低酸素血症は、心臓のポンプ失調により送り出す血液が滞り、肺血管から肺の間質に漏れ出し、肺コンプライアンスが低下することや、気管支壁が浮腫むことで気道抵抗上昇による呼吸仕事量増加をきたし症状が現れます。呼吸の変化は循環不全の早期徴候でもあるため、**呼吸回数、呼吸パターン変化、肺音の変化をとらえること**が重要です。酸素化が保てない場合には非侵襲的陽圧換気（non invasive positive pressure ventilation：NPPV）よる換気が必要となることもあります。

▶ショックと不穏

　ショックに陥ると脳血流の低下にともない、脳に十分な酸素供給が行われない状態や、循環不全によって血液が酸性に傾く状態になることで、落ち着きがなくなったり、ソワソワしたり、不穏といった状態になります。**急な意識レベルの変化や不穏にも注意**しましょう。

機械的循環補助（MCS）について

　心筋梗塞後には、重度／難治性心原性ショックをともなう場合があります。その場合にIABP、V-A ECMO、IMPELLAといった機械的循環補助（mechanical circulatory support：MCS）が使用されます。

IABP（intra aortic balloon pumping／大動脈内バルーンパンピング）

IABPは、拡張期に大動脈内のバルーンを拡張させて冠血流量を増加させ、収縮期にバルーンを急速に収縮することで後負荷を軽減し、心拍出量が増加します（図12）。こうした機序により心筋への酸素の供給を増やしつつ、酸素需要も減らします。

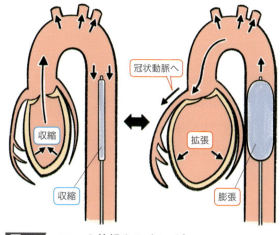

図12 IABPの仕組みのイメージ

V-A ECMO（PCPS）

V-A ECMOは、膜型人工肺と遠心ポンプを用いた閉鎖回路で構成される経皮的な人工心肺補助装置です（図13）。脱血管は大腿静脈から挿入し、その先端は右房に、送血管は大腿動脈に留置します。右房から遠心ポンプで脱血し、人工肺で酸素化して返血します。わが国ではV-A ECMOをPCPSとよんでいます。

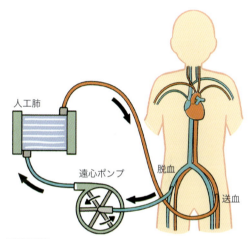

図13 V-A ECMOの仕組み

IMPELLA（補助循環用ポンプカテーテル）

IMPELLAは左室内に留置し、モーター駆動により左室内の血液を汲み出し、大動脈から全身に拍出する流量補助装置です（図14）。左心負荷軽減と心筋循環改善による心機能改善効果があるカテーテルベースのデバイスで、V-A ECMOと違い、酸素化、右心系のサポートはできません。

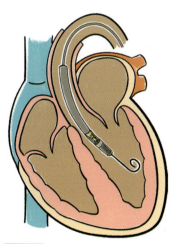

図14 IMPELLAのイメージ

> **Column**

心臓リハビリテーション

　AMI に対し、PCI により良好な再灌流が得られ、生命維持装置が不要かつ、繰り返す心筋虚血、遷延する心不全、重症不整脈などを合併しなければ、**ベッド上安静時間は 12〜24 時間以内となります。CK、CK-MB の最高値を確認後に急性期の心リハが開始**となり、この段階から社会復帰に向け、長期予後改善の取り組みが始まります（**表3**）。

　心リハは入院中だけでなく、退院後も外来で行うことで、長期予後改善が示されています。しかし、わが国では外来で心リハを実施する施設が少なく、社会的認知度が低いため、患者さんの参加率も低いのが現状です。

表3　心疾患患者における心リハの効果

1. 運動耐容能改善
2. 狭心症症状・心不全症状の軽減
3. 冠危険因子の是正（脂質、耐糖能、血圧、肥満）
4. 動脈硬化進行抑制、血管内皮機能改善、左室拡張機能改善
自律神経機能改善、凝固線溶系機能改善など
5. 左室リモデリング抑制、血中 BNP 下降
6. 不安・抑うつの軽減、生活の質（QOL）改善
7. 長期予後改善（心死亡率・再入院率低下）

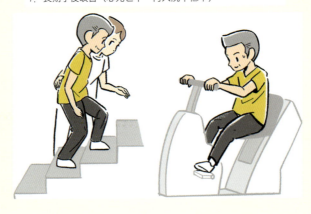

心筋梗塞（AMI、STEMI）後の合併症は修復過程が9割

梗塞巣の修復過程とリモデリング

　AMI発症後24〜36時間は、炎症の極期で梗塞巣に白血球やマクロファージなどの浸潤をともない、組織崩壊が始まります。その後4〜8日目には炎症は消退して梗塞巣周囲の組織の修復が始まり、3週目ごろには梗塞巣の線維化が進んでいきます（図15）。

　このように修復していく過程で徐々に心臓全体の構造がよくない方向へつくり変えられることを**リモデリング（remodeling＝再構築）**といいます。

　リモデリングと梗塞の影響によりさまざまな合併症が起こります（表4）。また、これらの要因によって慢性心不全へも移行していきます。心不全についての詳細は心不全の章（p.73）を参照してください。

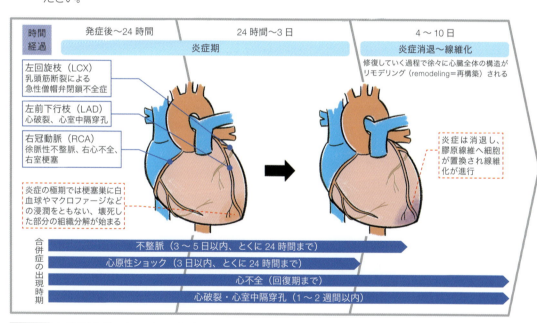

図15 心筋梗塞後の経過と冠動脈別合併症・出現時期（文献11を参考に作成）

表4 梗塞・リモデリングによる合併症（文献12を参考に作成）

合併症	
虚血にともなう心収縮不全 （心室壁運動異常）	低心拍出量症候群（low output syndrome：LOS）、うっ血性心不全
脆弱になった組織の圧力による破壊 （機械的合併症）	心破裂、心室中隔破裂、僧帽弁閉鎖不全症（乳頭筋断裂）など
刺激伝導系障害 （不整脈）	心室細動、心室頻拍、心室性期外収縮、心房細動、徐脈性不整脈（房室ブロック、洞性徐脈）など

心筋梗塞（AMI、STEMI）後の管理・二次予防には薬物治療の理解が9割

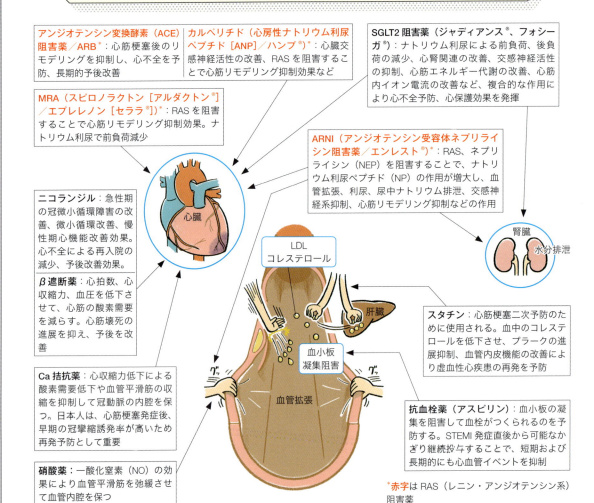

図16 心筋梗塞後の治療・予防に関する薬剤（文献13を参考に作成）

　心筋梗塞後には合併症を予防・治療していくための薬物治療が重要です。おもな薬剤としてβ遮断薬、Ca拮抗薬、硝酸薬、ニコランジル、ACE阻害薬／ARB、抗血栓薬（アスピリン）、スタチン、MRA（ミネラルコルチコイド受容体拮抗薬）、カルペリチド（心房性ナトリウム利尿ペプチド［ANP］）、ARNI（アンジオテンシン受容体ネプリライシン阻害薬）、SGLT2阻害薬などがあります（図16）。

心筋梗塞（AMI、STEMI）後のケアと合併症の早期発見は冠灌流域の理解が9割

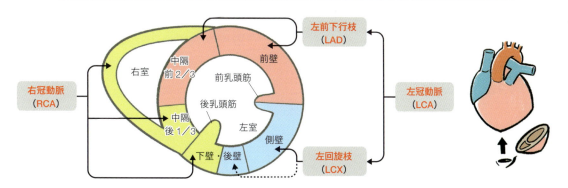

図17 冠動脈ごとの心筋灌流領域（文献14を参考に作成）

　心筋、刺激伝導系への冠動脈からの血流により栄養されています。冠動脈ごとに灌流領域はおおむね決まっているため、冠動脈のどこが閉塞したのかを把握することで、起こり得る合併症の予測に役立ちます（図17）。

▶ 左冠動脈（LCA）の閉塞

　LCAが閉塞された場合、虚血にともなう心収縮不全（心室壁運動異常）、脆弱になった組織の圧力による破壊（機械的合併症）、刺激伝導系障害（不整脈）など、合併症の多くは**前壁梗塞（左前下行枝[LAD]）**で起こります（図18）。

　LADでは心破裂や心室中隔穿孔、LCXでは乳頭筋断裂*による急性僧帽弁閉鎖不全症といった

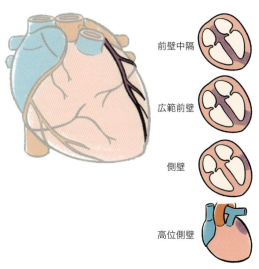

図18 LCA閉塞時の梗塞部位

機械的合併症の可能性があります。機械的合併症では急激な循環不全を呈するため、**突然の血圧低下、心不全症状（肺うっ血など）**といった症状が起こります。そのため、ショック徴候を見逃さないように観察する必要があります。ショック徴候については心原性ショックの項目を参照してください。

＊乳頭筋には前乳頭筋、後乳頭筋があり、前者は左前下行枝と左回旋枝からの血流で灌流されていますが、後者の後乳頭筋は右冠動脈もしくは左回旋枝のどちらかのみからの血流で灌流されているため、**後乳頭筋のほうがより断裂しやすいです。**

右冠動脈（RCA）の閉塞

下壁梗塞（右冠動脈［RCA］の閉塞）では、徐脈性不整脈（房室ブロック、洞性徐脈）、乳頭筋断裂＊、右室梗塞（右心不全）といった合併症の可能性があります（図19）。

右室梗塞（右心不全）では左心系の前負荷となる右心の拍出量が低下するため、体循環を保つために通常よりも多くの輸液量が必要となります。

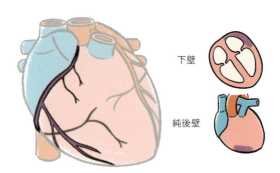

図19 RCA閉塞時の梗塞部位

ステント血栓症

ステント血栓症は留置した金属製ステントに血栓形成が起こり、急性閉塞する病態です。STEMIでは病変部に血栓が存在し、血小板凝集能、炎症反応が亢進しており血栓ができやすい状態のため注意しましょう。血栓症予防のため、抗血小板薬2剤服用（dual anti-platelet therapy：DAPT）を継続しているので頻度は少ないですが、重篤な合併症の1つです。灌流域に限らず**PCI後に再燃、悪化する胸痛が認められる場合**には、12誘導心電図をとり、すぐに医師に報告しましょう。また、心電図を比較するためにPCI後の12誘導心電図も忘れずに行いましょう。

心筋梗塞（AMI、STEMI）後のケア、不整脈は心電図モニタリングが9割

　刺激伝導系への血流の途絶や減少、刺激伝導系の機能不全によって不整脈が現れます。また、梗塞にともなう心筋の自動能の亢進によって、異常な電気刺激が発生することでも不整脈を生じます。虚血による電気的な不安定性が原因となることが多いです。心筋梗塞後の不整脈は**急性期である発症から24時間以内に起こりやすい**ため、注意深く、きめこまやかな心電図モニタリングを心掛けましょう。

　不整脈の種類としては、心室頻拍（VT）、心室細動（VF）、心室性期外収縮（VPC）、房室ブロック、洞性徐脈、心房細動（AF）などがあります（図20）。

　致死的な不整脈であるVT、VFの場合には心肺蘇生や早期除細動が必要になるため、すぐに応援をよびましょう。また、循環動態が破綻する不整脈もショックとなるため、緊急の対応が必要です。

心室頻拍（VT）

心室細動（VF）

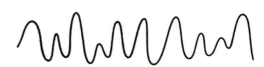

VT、VFの場合にはすぐに応援をよび、心肺蘇生、早期除細動を行います。BLS、ACLSに則り蘇生処置を行いましょう。

心室性期外収縮（VPC）

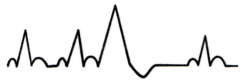

心房細動（AF）

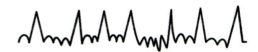

心室性期外収縮がもっとも高頻度ですが、単発VPCは通常、治療不要で、時間経過とともに出現頻度は減っていきます。

心筋梗塞後の心房細動は心筋酸素需要を増加させ、心不全・血行動態悪化を惹起させるため、レートコントロールとリズムコントロールが必要になります。
脳梗塞リスクもあるため注意しましょう。

房室ブロック

II度房室ブロック

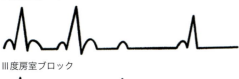

III度房室ブロック

洞性徐脈（高度かつ循環動態が破綻）

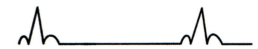

徐脈性不整脈では心拍数が減少することで心拍出量が低下します。血行動態が悪化し、体循環を維持できなくなる場合などには、一時的にペースメーカを留置してペーシングすることがあるため、ペースメーカ管理が必要になります。

図20　心筋梗塞で起こる不整脈

引用・参考文献

1) CVIT（一般社団法人日本新血管インターベンション治療学会）．“急性心筋梗塞とは”．急性心筋梗塞 .com．http:// 急性心筋梗塞 .com/about/（2024 年 6 月閲覧）．

2) Vinten-Johansen, J. et al. Oxygen consumption in subepicardial and subendocardial regions of the canine left ventricle. The effect of experimental acute valvular aortic stenosis. Circ Res. 46 (1), 1980, 139-45.

3) DeGuzman, M. et al. What is the role of pacemakers in patients with coronary artery disease and conduction abnormalities? Cardiovasc Clin. 13 (1), 1983, 191-207.

4) 医療情報科学研究所．“急性心筋梗塞（AMI）”．病気がみえる Vol.2：循環器．第 4 版．メディックメディア．2018，85．

5) 平井忠和．“急性心筋梗塞”．臨床検査のガイドライン JSLM2012．日本臨床検査医学会ガイドライン作成委員会編．東京，日本臨床検査医学会，2012，239．

6) Vetrovec, GW. Improving reperfusion in patients with myocardial infarction. N Engl J Med. 358 (6), 2008, 634-7.

7) 阿古潤哉ほか．ACS の急性期合併症 3：ショック．INTENSIVIST．5 (1)，メディカル・サイエンス・インターナショナル．2013，154．

8) Baran, DA. et al. SCAI clinical expert consensus statement on the classification of cardiogenic shock：This document was endorsed by the American College of Cardiology（ACC），the American Heart Association（AHA），the Society of Critical Care Medicine（SCCM）．and the Society of Thoracic Surgeons（STS）in April 2019. Catheter Cardiovasc Interv. 94 (1), 2019, 29–37.

9) Chioncel, O. et al. Epidemiology, pathophys- iology and contemporary management of cardiogenic shock – a position statement from the Heart Failure Association of the European Society of Cardiology. Eur J Heart Fail. 22 (8), 2020, 1315-41.

10) 日本循環器学会ほか．“PCPS/ECMO/ 循環補助用心内留置型ポンプカテーテルの適応・操作”．2008，https://www.j-circ.or.jp/cms/wp-content/uploads/2023/03/JCS2023_nishimura.pdf．（2024 年 6 月閲覧）．

11) 藤野彰子．“急性心筋梗塞のある人の看護”．ナーシングレクチャー：心疾患をもつ人への看護．東京，中央法規，1997，137．

12) 村川裕二監．“冠動脈疾患：心筋虚血”．新・病態生理できった内科学 1：循環器疾患．第 2 版．東京，医学教育出版社．2009，172-82．

13) “薬物治療の概要”．前掲書 4)，66．

14) “冠動脈の解剖”．前掲書 4)，60．

15) 日本循環器学会．“急性冠症候群ガイドライン（2018 年改訂版）”．2022，https://www.j-circ.or.jp/cms/wp-content/uploads/2018/11/JCS2018_kimura.pdf（2024 年 6 月閲覧）．

（関根庸考・栗原　顕）

6 心不全／LOS（低心拍出量症候群）

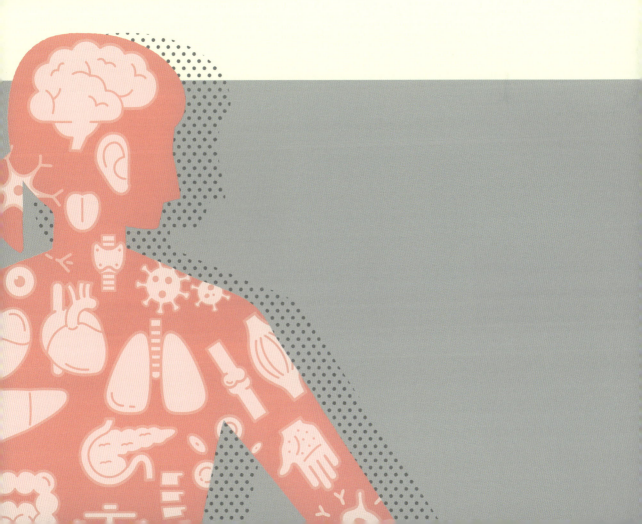

心不全の病態生理は心臓の解剖の理解が9割

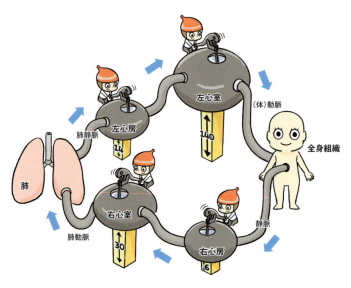

図1 血液循環の模式図

　本項では、心不全の病態生理から低心拍出量症候群（Low cardiac output syndrome：LOS）がどういうものなのかを概説し、それに必要な観察項目や看護ケアについて説明していきます。

心不全とは

　心不全とは「なんらかの心臓機能障害、すなわち、心臓に器質的および/あるいは機能的異常が生じて心ポンプ機能の代償機転が破綻した結果、呼吸困難・倦怠感や浮腫が出現し、それにともない運動耐容能が低下する臨床症候群」と定義されています[1]。一般的には「心機能低下に起因する循環不全」と理解されています[2]。

　また、血管はホースにたとえられることが多く、組織末梢において毛細血管網で血管内と組織で水分を交換しています[3]。したがって、心不全の病態生理を理解する前段階として、心臓をゴムポンプ、血管をゴムホースでつくられたサイクル（循環）と模擬化し、そのサイクルに心房、心室、肺、組織（毛細血管）を配置すれば簡易的な血液の循環の模式図が完成します（ただし、短絡疾患は除きます）[4]（図1）。この模式図を理解すれば次項の病態の理解も円滑に進みやすいです。

右心不全と左心不全

　心不全は心臓の**前方障害（低心拍出・液体を前に押し出せない）**と**後方障害（うっ血・後ろが詰まって液体が溢れ出す）**に分けられます。まずは右心系、左心系それぞれの機能不全（右心不全、左心不全）を 図1 の血液循環のサイクルに当てはめてみましょう（図2）。病態と症状・身体所見をサイクルに関連付けると理解しやすくなります[5]。

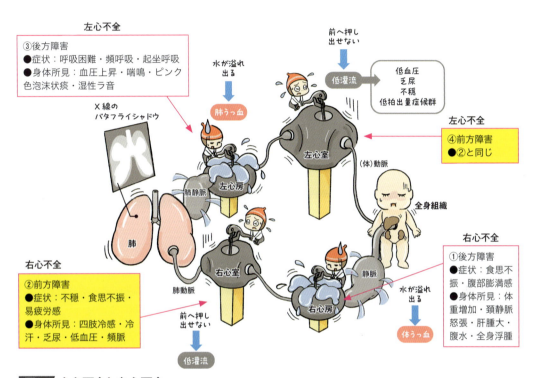

図2　右心不全と左心不全

　右心不全の多くは左心不全に続発しますが、右心不全単独（①②）できたす疾患は一般的に肺塞栓症、右室梗塞、肺高血圧症が挙げられます。また、左心不全の後方障害（③）は「急性肺水腫」と呼ばれています。多くの読者がイメージする「心不全とはコレ！」と言える病態でしょう。

　本項で取り上げる**低心拍出量症候群（LOS）の病態は右心不全と左心不全の前方障害（②④）**になります。

HFrEFって知っている？

　LOSを理解するうえでは左室駆出率による分類の理解も重要です。**LOSは、おもに心拡大や収縮能低下といった構造変化（リモデリング）が進行したHFrEFの患者さんでよく認められます。**

　HFrEF（heart failure with reduced ejection fraction）は収縮不全が主体ですが、拡張不全をとも

なうことも多いです[1]。左室容積が拡大して駆出率が低下することで左室の内圧（左室拡張末期圧）が上昇し（後方障害③）、低拍出状態（前方障害④）にいたります[6]。"ヨレヨレになった心臓"というイメージです（図3）。

一方、駆出率や左室容積は正常でも、心筋スティッフネス（硬さ）が上昇することで左室が十分拡張できずに左室の内圧（左室拡張末期圧）が上昇し（後方障害③）、低拍出状態（前方障害④）にいたって心不全になる場合もあります。これをHFpEF（heart failure with preserved ejection fraction）といいます[6]。"カチカチになった心臓"のイメージです（図3）。

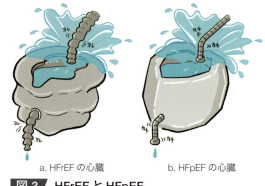

a. HFrEFの心臓　　　b. HFpEFの心臓

図3 HFrEFとHFpEF

LOSの早期発見は症状と外観が9割

心不全の病態生理を理解したところで、次に目の前の患者さんがLOSかどうかを考えます。最初に**症状と外観で大まかに鑑別**することが可能です。重複する病態もあるのでモニタリングも大事ですが、まずは見た目や訴えで心不全のどの病態なのかを把握することが肝になります[7]。

うっ血所見と症状

▶ 右心不全の後方障害（①）

- 症状：食思不振、腹部膨満感
- 身体所見：体重増加、頚静脈怒張、肝腫大、腹水、全身浮腫

慢性経過が多く、「体がむくんで動けない」「寝ていると息が苦しい」といった訴えがよく聞かれます。

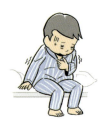

▶ 左心不全の後方障害（③）

- 症状：呼吸困難、頻呼吸、起坐呼吸
- 身体所見：血圧上昇、喘鳴、ピンク色状泡沫状痰、湿性ラ音

急性経過が多く、「急に息が苦しくなって我慢できない」という、いわゆる「急性肺水腫」の症状が特徴です。

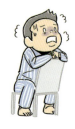

LOSの所見と症状

右心不全・左心不全の前方障害（②④）
- 症状：不穏、食思不振、易疲労感
- 身体所見：四肢冷感、冷汗、乏尿、低血圧、頻脈

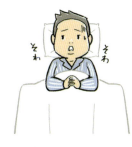

　LOSは急性・慢性経過の両方があります。また、食思不振や不適切な利尿薬の使用によって脱水を合併していることもあり、全例がうっ血（後方障害①③）を合併しているとは限りません。HFrEF患者（ヨレヨレになった心臓）は容易に脱水になるため、適切な水分出納を維持することが重要です。「食欲がない・体がだるい・そわそわする」といった訴えが多いです。

Column

「心不全の管理は車の運転と同じ!?」

　筆者は心不全の体液管理は車の運転と同じと考えています。人間は脱水（崖）とうっ血（崖）の間（道幅）で循環を維持しています。しかし、心不全の患者さん、とくにLOSを発症しやすい患者さんは心機能が低下しており、脱水とうっ血の閾値が近い状態です。つまり道幅が狭くなっているため、より厳密な水分管理が必要です。

　また、車の運転時にハンドルを反対に切ってもすぐには方向転換しないのと同じように、うっ血の治療中に脱水になった場合、治療を中止しても脱水が進行します。したがって、LOSを発症しやすい患者さんの病態の早期発見・早期治療は非常に重要なのです。

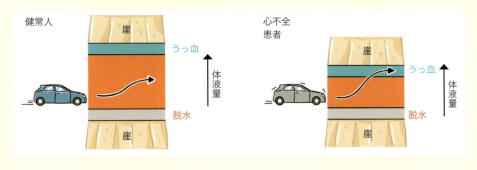

LOSの病状理解と治療選択には身体所見と検査所見が9割

　LOSの病状経過を理解して迅速に治療を開始・実行するには、前項で学んだ患者さんの症状・

身体所見を**モニタリングを含めた検査所見**と結びつけ、理解して把握することが重要です。皆さんになじみの深い「観察項目」も身体所見に含まれます。

Forrester 分類と Nohria-Stevenson 分類 [8, 9]

　Forrester 分類（図4）は右心カテーテル検査で求められる心係数および肺動脈楔入圧によって心不全の病態を Forrester ⅠからⅣまで分けたものです。
　Nohria-Stevenson 分類（図5）は症状、身体所見、検査所見をもとに低灌流とうっ血所見の有無で Prifile A、B、C、L に分けたものです。
　これらの分類は病態と治療方針が類似しており、理解を簡便にするため統合することができます（図6）。**LOS は Forrester 分類ではⅢ・Ⅳ、Nohria-Stevenson 分類では L・C** になります。よって、治療方針はⅢかLであれば輸液（＋強心薬）、ⅣかCであれば利尿薬か血管拡張薬と強心薬（＋補助循環）になります。重要なのは、心不全＝うっ血ではなく、循環不全に対しては適切な水分出納（ときに補液）が必要であること[10]、そして治療によって LOS のエリアからいかに脱出（Ⅰもしくは A に移動）するかということです。

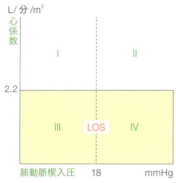

図4　Forrester 分類

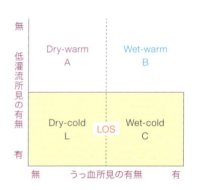

図5　Nohria-Stevenson 分類

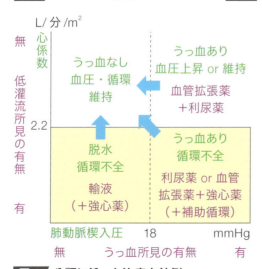

図6　分類に沿った治療方針例

LOS を診断するための検査とは？

　LOS を評価する際には、多くのモニタリングや検査を用いて行うことが大事です。検査としては、右心カテーテル検査のほかに、**混合静脈血酸素飽和度（SvO$_2$）、血清乳酸値、左室流出路速度時間積分値（LVOT-VTI）** が挙げられます。

　SvO$_2$（％）は組織への酸素の需要供給のバランス（通常は心拍出量）を反映し、LOS では低下するため 60〜80％ を目標に治療することが重要です[11]。生体情報モニターや中心静脈カテーテルからの血液検査で確認しましょう（**図7**）。

　また、LOS によって末梢循環不全が進行して嫌気性代謝が亢進すれば血中乳酸値（mmol/L）が上昇します[12]。血液検査で確認しましょう。

　外来や病室で非侵襲的に LOS を診断するには、心臓超音波検査での LVOT-VTI（cm）の測定が有用です[13]。左室流出路直径、心拍数が一定であれば心拍出量は LVOT-VTI にのみ依存するため、LOS の診断だけではなく治療効果判定にも有用であり（短絡疾患は除く）、17〜23cm が正常とされています[14]（**図8**）。

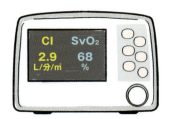

図7 生体情報モニター

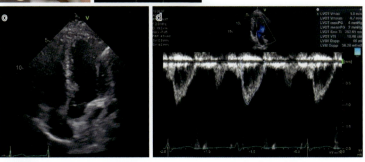

図8 LVOT-VTI の計測方法
a：プローブの当て方、b：心尖部三腔像、c：心尖部五腔像、d：左室流出路血流速波形。

Column

「生体情報モニターのトレンドはなぜ必要なのか？」

　近年、働き方改革や時間前残業などで情報収集のための時間を十分に設けることができない病院も少なくありません。それによって患者さんの状態について自分の勤務時間のみでの把握にとどまる事例などを筆者はよく見かけます。

　「情報収集する時間がないから仕方ない」と思ってしまうかもしれませんが、生体情報モニターには推移をグラフ化してくれるトレンドという機能があり、患者さんのバイタルサインの推移を簡易的に知ることができます。トレンドは1日だけの設定ではなく、さまざまな時間軸で調整可能です。

　LOSは徐々に悪化していく場合があります。生体情報モニターのトレンドを活用し、情報収集の幅を数日間に拡大することでLOSの早期発見ができるかもしれません。

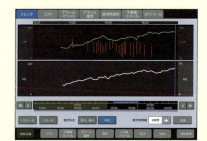

LOSの早期対応は病態生理の理解と所見の統合が9割

　これまでで学んだことすべてを理解し、まとめることで、LOSの病状悪化を早期に発見し適切に対応することができます（図9）。

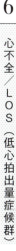
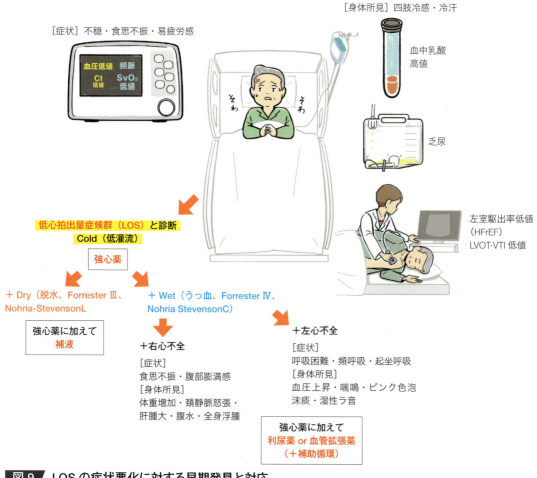

図9 LOSの症状悪化に対する早期発見と対応

LOSの看護ケアは病態の見極めが9割！

多職種と連携し、病態に合ったケアを臨機応変に行う

　LOSに限らず、重症の患者さんは循環動態が不安定であり、多くの血管作動薬や補助循環に依存しているケースが多いです。こういった場合は体位変換や口腔内吸引による負荷など、わずかな変化によっても循環動態の悪化をきたす可能性があります。そのため、「スケジュール通り」のケアやリハビリテーションではなく、どのようなタイミングでケアを行っていくか、1日の目標はどこに定めるのか、看護師だけでなく医師やほかのコメディカルを含めた多職種連携が非常に重要です。

　今、目の前の患者さんが 図6 で示したどの病態で、どのような治療が行われているのか、悪化し

うる病態はなにか、そのためになにを注意すべきか、多職種で連携しながらアセスメントし、介入することが肝となります。

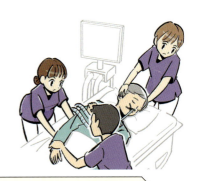

> 心不全/LOS患者の看護ケアは退院後二次予防に向けた多職種連携が9割！

LOS患者とPICS（集中治療後症候群）

心不全の長期経過を表した"**病みの軌跡**"（図12）にあるように、退院した患者さんの身体機能は、かならずしも入院前の状態には戻りません。また、集中治療室（ICU）入室中あるいは退室、退院後に、身体障害だけでなく認知機能や不安・抑うつなどの精神障害が生じる**集中治療後症候群（PICS）** が起こりやすいといわれています[15]。PICSを発症した場合、長期予後のみならず患者さ

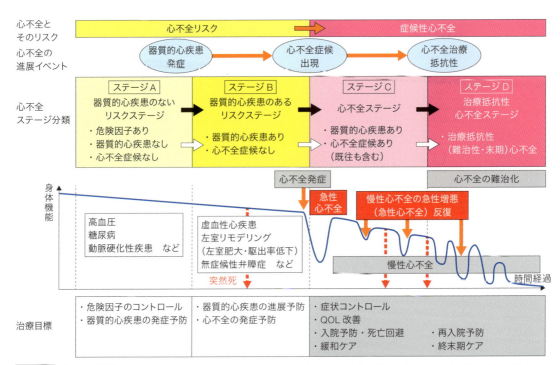

図12　病みの軌跡（厚生労働省「脳卒中、心臓病その他の循環器病に係る診療提供体制の在り方に関する検討会」．脳卒中、心臓病その他の循環器病に係る診療提供体制の在り方について．を参考に作成）

んや家族のメンタルヘルスにも影響することが多いため、ICU を含めて入院中から PICS の予防が必要になります。

心不全は一生付き合う病気です。ICU 入院中の病態だけを理解するのではなく、それより先の一般病棟や退院後のことも考えて、今できる介入を常に念頭に置いて取り組みましょう。そのためには看護ケアという枠にとらわれず、運動、食事、服薬など生活指導を行うことも大切です。医師やコメディカルとの多職種連携や地域の病院や診療所（訪問看護を含めて）との病病・病診連携を強化するのもいいでしょう。

病態や病期で多種多様な顔を見せる心不全の患者さんに対して、今の病態や病期を理解することによって柔軟にその個別性に対応でき、きっと患者さんの人生に寄り添う医療を提供できるはずです。

引用・参考文献

1) 日本循環器学会 / 日本心不全学会合同ガイドライン. 急性・慢性心不全診療ガイドライン（2017 年改訂版）. https://www.j-circ.or.jp/cms/wp-content/uploads/2017/06/JCS2017_tsutsui_d.pdf.（2024 年 7 月閲覧）.
2) 日本救急医学会. 医学用語解説集. 心不全. https://www.jaam.jp/dictionary/dictionary/word/0104.html.（2024 年 7 月閲覧）.
3) 伊藤秀一. 9 浮腫. 小児内科. 50（増刊）, 2018, 26-7.
4) Michael Ragosta. 高橋利之訳. 臨床血行動態学.
5) 及川雅啓ほか. 3. 左心不全と右心不全. 日本臨牀. 76（増刊号 9）, 2018, 483-8.
6) 奥原祥貴ほか. 3. 収縮不全・拡張不全. 日本臨牀. 76（増刊号 9）, 2018, 421-6.
7) Netter, FH. et al. The Heart（The Netter Collection of Medical Illustrations. Volume 5）. Philadelphia, Saunders, 1979, 312.
8) Forrester, JS. et al. Medical therapy of acute myocardial infarction by application of hemodynamic subsets（first of two parts）. N Engl J Med. 295（24）, 1976, 1356-62.
9) Nohria, A. et al. Clinical assessment identifies hemodynamic profiles that predict outcomes in patients admitted with heart failure. J Am Coll Cardiol. 41（10）, 2003, 1797-804.
10) 西村光ほか. うっ血性心不全と輸液. 日本臨牀. 45（夏季増刊）, 1987, 1293-9.
11) 小山薫. 静脈血酸素飽和度をみる. 日本臨床麻酔学会誌. 35（4）, 2015, 487-91.
12) 松井孝拓. 体外循環と血ガス. レジデントノート. 20（6）, 2018, 944-6.
13) 山本剛. 心エコーを用いた輸液循環管理. 体液・代謝管理. 32, 2016, 31.
14) Parker, CW. et al. Velocity-Time Integral: A Bedside Echocardiography Technique Finding a Place in the Emergency Department. J Emerg Med. 63（3）, 2022, 382-8.
15) JSEPTIC 看護部会監修. ICU ナースポケットブック. 東京, 学研メディカル秀潤社, 2015, 437p.

（尾崎裕基・濵　知明）

7 大動脈解離

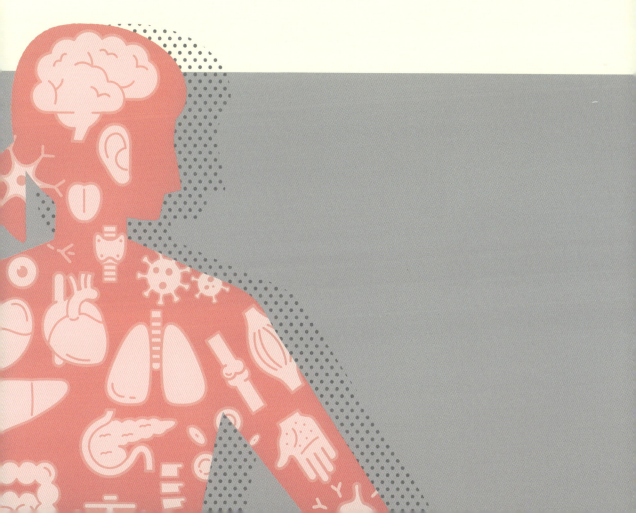

大動脈解離発症のメカニズム
～治療方針の決定は病型分類の理解が9割～

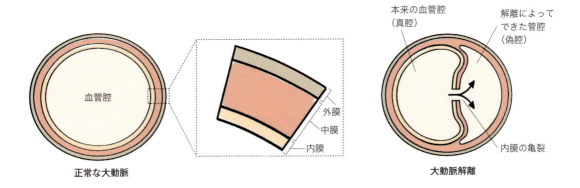

　大動脈は内膜、中膜、外膜の3層からなり、大動脈解離とは「大動脈内膜に亀裂（tear）が生じ、大動脈壁が中膜のレベルで2層に剥離し、2腔になった状態」のことをいいます。大動脈解離は、「脆弱な中膜」を背景に「血行力学的な負荷」が加わって発症すると考えられ、高血圧や遺伝性結合織疾患（マルファン症候群やエーラスダンロス症候群など）、外傷などが原因となります。

　大動脈壁内に血液が流入して病態が動的に変化することで、多彩で変動する症状が出現します。

　治療が行われなかった場合の自然予後はきわめて不良ですが、病型によって予後が大きく異なることが明らかになっており、病型分類が治療方針を決定する鍵になります。

病型分類で最初の治療方針が決まる

　病型分類には大きく以下の2つがあり、それによって手術加療か保存加療かの治療方針を決めます。

解離範囲による分類

- Stanford（スタンフォード）分類：上行大動脈に解離があるものをA、ないものをBとします。原則的にStanford A型は手術、Stanford B型は重篤な合併症がなければ保存加療とします。
- DeBakey（ドベーキ）分類：亀裂の位置と解離範囲でⅠ型、Ⅱ型、Ⅲa型、Ⅲb型に分類します。

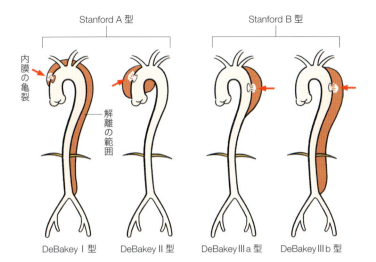

偽腔の状態による分類（図1）

- ●偽腔開存型：偽腔に血流があるものをいいます。
- ●偽腔閉塞型：偽腔に血流のないものをいいます。

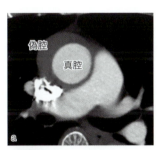
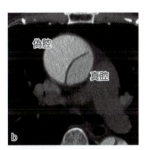

図1　偽腔の状態による造影 CT の違い
a：偽腔閉塞型大動脈解離、b：偽腔開存型大動脈解離
a は偽腔に造影剤が流入していない

大動脈解離の多彩な症状
~症状把握は大動脈解離の病態の理解が9割~

大動脈解離の症状は3つの病態に分けると理解しやすいです。

①大動脈が解離、拡張することによる症状

　大動脈解離は突然の胸背部痛で発症することがほとんどですが、これは大動脈壁に交感神経の枝が分布しているためです。入院後に胸背部痛の増悪があった場合、解離範囲の進行や、大動脈

径の拡大が起こっている可能性があります。

②大動脈からの出血による症状

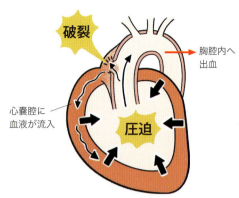

大動脈壁が解離によって破綻すると、心嚢内に血液が貯留する心タンポナーデや胸腔内に血液が貯留する血胸が起こり、閉塞性ショックや出血性ショックをきたします。

心タンポナーデはStanford A型解離における死因としてもっとも多い病態であり、緊急手術が必要になります。

③血流障害による症状

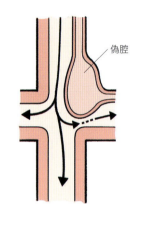

大動脈から枝分かれした血管自体に解離がおよんでしまったり、枝分かれした血管が偽腔によって塞がれたりすることでさまざまな臓器の血流障害が起こります。これをmalperfusion（マルパーフュージョン）と呼んでいます。

▶虚血性合併症にも注意する

脳虚血や腸管虚血も死につながる病態であり手術を考慮する必要があります。また不可逆的な対麻痺や下肢虚血などは患者さんのADLを低下させてしまうため、やはり手術を検討します。

発症時にない症状が入院後に出現することもあるので、CT画像や血液検査、症状などをフォローすることが重要です。

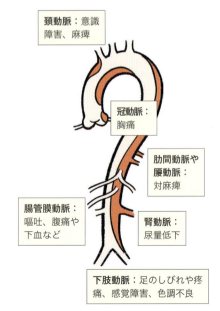

Stanford A 型大動脈解離の治療
～人工血管置換などの外科的治療が 9 割～

　Stanford A 型大動脈解離は緊急手術が基本的治療になります。心タンポナーデによるショックや malperfusion をきたしている場合、可及的早期の手術が必須なので通常は救急外来から直接手術室へ搬入されます。

　偽腔閉塞型の Stanford A 型大動脈解離は、上行大動脈径＜ 50mm、明らかな内膜亀裂のない症例では保存加療も可能とされています。ただし、その場合も厳重な降圧管理や定期的な CT フォローアップが必要で、大動脈径や偽腔の拡大、持続する疼痛などがある場合に保存加療を継続すると死亡率が上がるため、このような症状がみられた際には緊急手術が必要になります。

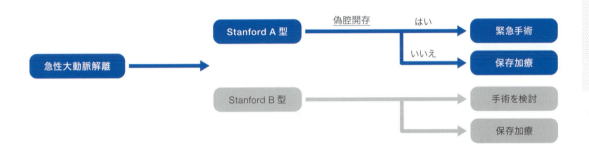

大動脈解離の手術治療

　大動脈解離に対する手術の基本は、解離した大動脈を人工血管に取り替える人工血管置換術です。

　手術の詳細は割愛しますが、開心術のなかでも大動脈解離の手術は「低体温」や「循環停止」が特徴的といえます。血液が流れている状態で大動脈を切ったり縫ったりすることはできないので、術中は血流を止める循環停止を行います。循環が停止すると臓器への血液供給がなくなるので、臓器のエネルギー消費を抑えるために体温を低くする必要があります。

　手順としては、まず人工心肺の機械の中で冷却した血液を体へ送り、体温が 28℃程度まで下がったら循環を停止します。低体温下でも脳はとくに虚血に弱い臓器なので、頚動脈には直接細いカニューレを挿入して血液を送ります（選択的脳灌流）。

　循環停止をしている間に人工血管置換を行います。置換の範囲は、おもに解離範囲によって決定されますが、上行置換、全弓部置換、大動脈基部置換などがあります。

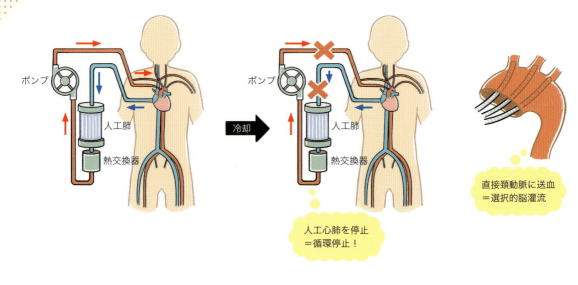

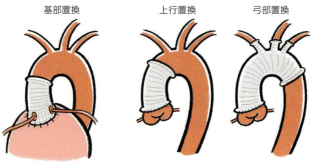

Stanford B 型大動脈解離の治療
〜血圧管理、リハビリテーションなどの内科的治療が9割〜

　Stanford B 型大動脈解離は保存加療の成績が良好で、臓器障害などの合併症がない場合は内科的治療が選択されます。解離の進行を防ぐため、厳重な降圧管理のもとでリハビリテーション（以下、リハビリ）を進めていくことになります。

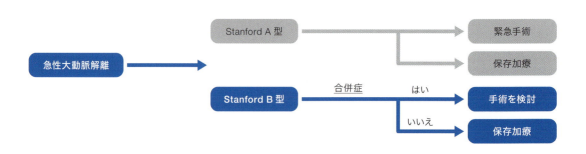

急性期は収縮期血圧100〜120mmHg、心拍数60回/分未満を目標にコントロールすることが推奨されています。以前は入院後数日間のベッド上安静が行われていましたが、現在は早期に離床するプログラムが行われ、ICU滞在期間が短縮されるようになりました。

リハビリについては、日本循環器学会のガイドラインにもとづいて各施設で定められたものがあるでしょう。当院でのリハビリプログラムの例を示します（図2）。

ステージ	標準コース	短期コース	安静度	活動・排泄	清潔
1	発症〜2日	発症	他動30°	ベッド上	清拭
2	3〜4日	1日	他動90°（短期コースは自力座位）		清拭
3	5〜6日	2日	自力座位（短期コースは室内歩行）		歯磨き・洗面・ひげそり
4	7〜8日	3日	室内歩行	ベッドサイド・便器	
5	9〜14日	4日	50m歩行	病棟トイレ	洗髪（介助）
6	15〜16日	5日	100m歩行	病棟歩行	シャワー
7	17〜18日	6日	300m歩行	病院内歩行	
8	19〜22日	7日	500m歩行		

標準コースの対象：
Stanford A 偽腔閉塞型と Stanford B 型
・大動脈の最大径＜50mm
・臓器虚血がない
・DICの合併（FDP≧40μg/mL）がない

短期コースの対象：
Stanford B 型
・大動脈の最大径≦40mm
・偽腔閉塞型ではULPがない
・偽腔開存型では真腔が1/4以上
・DICの合併（FDP≧40μg/mL）がない

図2 大動脈解離のリハビリプログラムの一例

保存加療中の新たな症状出現に注意する

保存加療中であっても治療抵抗性の疼痛や臓器虚血の進行などがある場合は、予後不良で外科的治療が必要になることがあります。前述した症状の出現に注意し、手術の可能性を念頭に置いて診療にあたることが重要です。

Stanford B型大動脈解離での外科的治療は、人工血管置換術のほかにステントグラフト挿入術が行われることもあります。大腿動脈からカテーテルを挿入し、内膜亀裂部位を塞ぐようにステントグラフトを留置します。

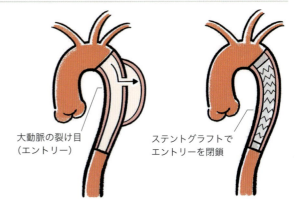

大動脈解離の術後に起こること
～術後管理は手術の理解が9割～

　大動脈解離の手術において低体温や循環停止といった非生理的な状態にさらされた患者さんの身体には、術後にさまざまな生体反応が生じます（図3）。術後管理においては大動脈解離の病態だけでなく、手術による影響も考慮する必要があります。バイタルサインはもちろん、以下のような点にも気を配ることが大切です。

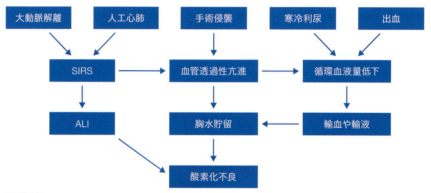

図3 術後に起こるさまざまな生体反応

▎出血傾向

　偽腔内に血栓が生じると線溶系の亢進が繰り返されて血小板や凝固因子が消費され、線溶亢進型DIC（播種性血管内凝固）にいたるとされています。また、人工心肺の使用や低体温によって血小板数や血小板機能が低下することも出血傾向を助長する原因と考えられています。

▎全身性炎症反応（SIRS）

　大動脈解離による血管の炎症や凝固線溶系の活性化に加え、人工心肺の使用にともなってSIRSが引き起こされることがあります。高サイトカイン血症によって血管透過性が亢進して血圧が低下したり、38℃を超える発熱で呼吸促拍をきたします。また、炎症が高度になると急性肺障害（ALI）を合併し、酸素化不良が遷延します。

代謝性アシドーシス

循環が停止して組織への酸素供給が絶たれると、組織での嫌気性代謝が進んで乳酸の産生が増加します。代謝性アシドーシスが持続すると心収縮力の低下やカテコラミンの作用低下が起こったり、呼吸性代償が生じて人工呼吸器のウィーニングが困難になったりすることがあります。同様に、malperfusion による臓器への血流低下でも代謝性アシドーシスが生じます。

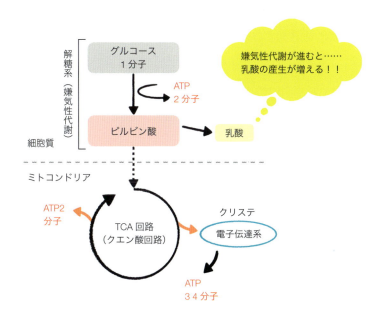

臓器障害

循環停止時間が長くなって臓器虚血障害が起こると、急性腎不全、腸管虚血、対麻痺などが生じる可能性があります。術直後は鎮静挿管管理を行っていて患者さんの自覚症状を聴取することができないので、身体診察や血液検査で異常を見逃さないようにします。

Stanford A 型大動脈解離の術後の観察
～ドレーン出血量の観察が再開胸手術判断の 9 割～

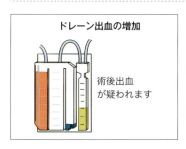

ドレーン出血の増加 — 術後出血が疑われます

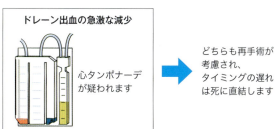

ドレーン出血の急激な減少 — 心タンポナーデが疑われます

→ どちらも再手術が考慮され、タイミングの遅れは死に直結します

大動脈解離の術後は出血傾向にあるため、刻々と変化するドレーン出血量を把握することがきわめて重要です。再開胸手術の判断は施設ごとに異なりますが、当院では1時間あたりのドレーン排液が200mLを超えて続く場合や、時間ごとに出血量が増加する場合には再開胸止血術を検討します。

また、ドレーンからの排液が急激に減少する場合は、ドレーンの閉塞がないか注意する必要があります。なぜなら心タンポナーデによるショックとなる可能性があるからです。心タンポナーデを起こした場合、再開胸血腫除去術が必要になります。

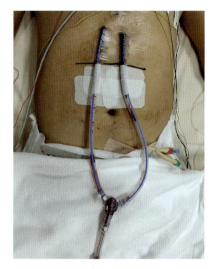

どちらの合併症も対応が遅れれば死に直結するという意識をもって、発見したらすぐに医師へ連絡しましょう。

サラサラ？ドロドロ？排液の性状にも注目

ドレーン内の排液の観察は、量だけでなく性状も大事です。排液の量とともに、サラサラかドロドロかといった性状も併せて観察し、医師へ報告することが重要です。

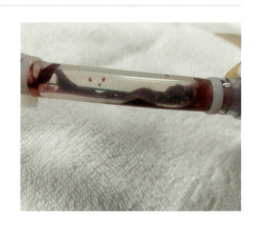

術直後はサラサラだったのに、新鮮凍結血漿（FFP）や止血剤を投与後いつの間にかドロドロになっていたということも少なくありません。排液がドロドロになるのは出血傾向が改善してきた徴候ではありますが、ドレーンが詰まる可能性もあるため、注意しましょう。

ミルキングを行って詰まりを予防

ドレーンの閉塞を予防するために、医師に確認したうえでミルキングをする必要があります。ドレーンが抜けないように注意しながら、ルート内の血液を流すようにしごいていきます。ドレーンからの流出量や性状を考慮して、ミルキングの頻度を検討しましょう。

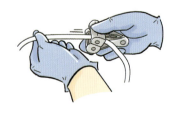

Stanford A 型大動脈解離の術後の観察
～循環血液量のモニタリングが循環動態安定のための9割～

乳酸値の上昇は悪化のサイン

大動脈解離の術後は、異常を早期発見するためにさまざまな循環動態の変化を観察する必要があります。

そのなかで絶対に見落としてはならない指標が乳酸値です。術後管理の目標は、臓器が求める酸素の需要に対して供給が間に合っている状態にすることです。そのバランスが崩れたときに乳酸値は上昇します。そのため、乳酸値が上昇傾向のときは全身状態が悪化している可能性があると考えましょう。

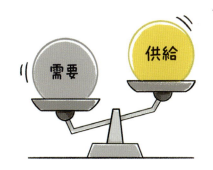

術後はほぼ循環血液量が不足していると考えてよい

一般的に、酸素の需要と供給のバランスを崩す原因はさまざまです（影響を与える因子については他項を参照）。しかし、大動脈解離の術直後はきわめて循環血液量が不足しやすい状態にあり、全身に送り届ける酸素量も不足します。そのため、乳酸値の上昇を発見した場合、循環血液量が不足していると考えてよいでしょう。

対応としては、輸血や輸液の速度を上げて循環血液量を増やします。このような背景を念頭に置いて、乳酸値とともにそのほかの循環動態を表すパラメーターの変化を観察して治療につなげることが重要です（表1）。

表 1 循環動態を表すパラメーターの異常値と原因

循環動態を表す指標	異常	原因
CVP（中心静脈圧） 基準値：2〜8mmHg	上昇	循環血液量低下
		右心不全
		心タンポナーデ
	低下	循環血液量低下
PAWP（肺動脈楔入圧） 基準値：6〜12mmHg	上昇	循環血液量低下
		左室収縮力低下
	低下	循環血液量低下
SVV（一回心拍出量変化量） 基準値：13% 以下	上昇	循環血液量低下
CI（心係数） 基準値：2.5〜4.0L/ 分 /m^2	低下	心拍出量低下
SvO$_2$（混合静脈血酸素飽和度） 基準値：65〜80% ScvO$_2$（中心静脈血酸素飽和度） 基準値：65〜85%	上昇	動静脈シャント
		酸素利用障害（敗血症など）
	低下	循環血液量低下、貧血
		左室収縮力低下
		低酸素血症、代謝亢進
SVRI（全末梢血管抵抗係数） 基準値：1970〜2390 dynes・sec/cm^5/m^2	上昇	末梢血管抵抗上昇
	低下	末梢血管抵抗低下

PAWP と CI の解釈については、p.78 の Forrester の分類を参考

乳酸値の観察ポイント

術中の循環停止の影響で術直後から高い値を示すことが多いです。ワンポイントの値だけでなく、上昇傾向か低下傾向かといった推移を意識して観察しましょう。

Stanford A 型大動脈解離の術後のケア
〜病態理解と悪化を予測した早期介入が 9 割〜

呼吸状態が悪化する原因が多い

術後は循環動態安定化のため、輸血・輸液の投与量は増加しますが、肺うっ血、胸水貯留を助長します。さらに、高サイトカイン血症を発症すると肺の酸素化能が悪化します。加えて、大動脈解離を発症する患者さんは体格がいい人が多く、腹腔内臓器が横隔膜を圧迫して換気機能が低下します。これらの要因によって、循環動態が安定しても人工呼吸器管理が長引く傾向にあります。利尿薬で体液量を調整するとともに、人工呼吸器関連肺炎や呼吸機能低下を防ぐために自発覚醒トライアル（SAT）の実施や体位ドレナージ、端坐位などのリハビリを毎日チームで検討し、実践することが重要です。

SAT 施行時はオリエンテーションと症状緩和を繰り返す

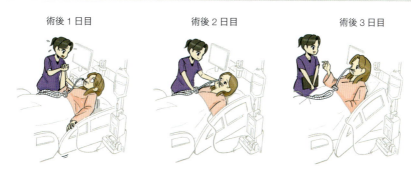

術後1日目　　　　術後2日目　　　　術後3日目

　大動脈解離術後の患者さんは、SATに難渋することが多いです。筆者の経験では、循環動態が安定して鎮静薬を中止すると、安静が守れずあわや計画外抜管といったこともしばしばあります。原因としては、緊急手術が多いために術前に手術内容や人工呼吸器管理について患者さんが理解できるように説明しきれていないことが挙げられます。また、創部痛や身体拘束などによる苦痛も影響しています。覚醒時は患者さんに今置かれている状況を説明し、痛みの程度を明らかにして症状緩和に努めましょう。それでも対応がむずかしい場合はすみやかに再鎮静を行います。そして、これを繰り返します。

　危ないからSATをしないのではなく、SATがうまくいかない原因を探してオリエンテーションと症状緩和を繰り返しながら、患者さんが落ちついた状態で覚醒できるようかかわり続けることが重要です。

精神的な支援は患者の病と闘う力を9割上げる

　急性大動脈解離は発症から退院にいたるまで、たとえば病院にたどり着けない場合やmalperfusionによって脳梗塞や下肢の虚血などを起こす場合、術後合併症で人工呼吸器管理期間が長引く場合など、さまざまなリスクがともないます。そのため、日々の観察と多職種連携は合併症を最小限にするうえで不可欠です。また、患者さんと家族は療養過程で多くの不安を抱えています。精神的な支援は患者さんの近くにいる看護師の役割であり、患者さんの病と闘う力を支えます。

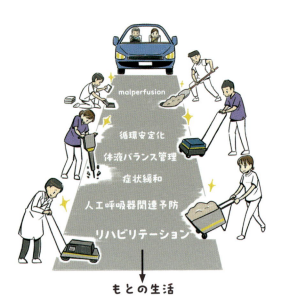

引用・参考文献

1) 安達秀雄ほか編. 新心臓血管外科テキスト. 東京, 中外医学社, 2016, 822p.
2) 高本眞一監修. 大動脈外科の要点と盲点 心臓外科 knack & pitfalls. 第2版. 東京, 文光堂, 2013, 410p.
3) 日本循環器学会ほか. 2020年改訂版 大動脈瘤・大動脈解離診療ガイドライン. https://www.j-circ.or.jp/cms/wp-content/uploads/2020/07/JCS2020_Ogino.pdf. (2024年7月閲覧).
4) 木原朋未ほか. 我が国の大動脈疾患の疫学と時代的推移. 日本循環器病予防学会誌. 55 (1), 2020, 1-7.
5) 新沼廣幸. 大動脈疾患-大動脈解離と胸腹部大動脈瘤:診断と治療の進歩. 日本内科学会誌. 99 (2), 2010, 251-7.
6) Ghadimi, K. et al. Sodium bicarbonate use and the risk of hypernatremia in thoracic aortic surgical patients with metabolic acidosis following deep hypothermic circulatory arrest. Ann Card Anaesth. 19 (3), 2016, 454–62.
7) 田端実ほか. INTENSIVIST 心臓血管外科 後編. メディカル・サイエンス・インターナショナル. 8 (1), 2016, 19-32.
8) Edwards clinical education 血行動態モニタリング ライブラリ. 血行動態モニタリング - その生理学的基礎と臨床応用 -. https://educationjp.edwards.com/pdf-course/297695#. (2024年7月閲覧).

（長内洋一・田村佳美・北村　律）

8 急性呼吸窘迫症候群（ARDS）

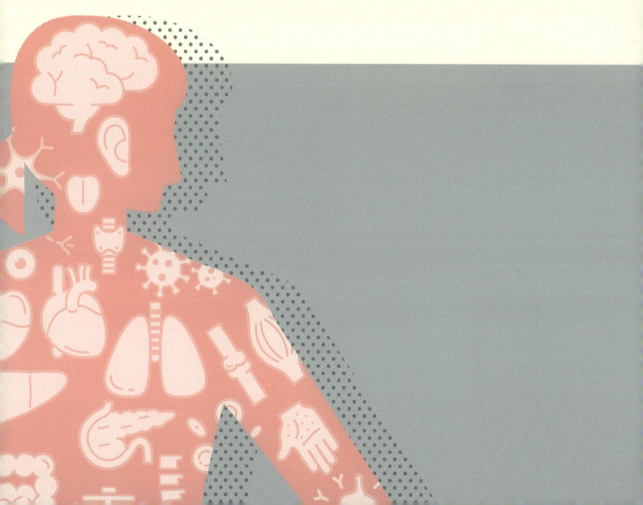

ARDSの病態生理は血管透過性の亢進が9割

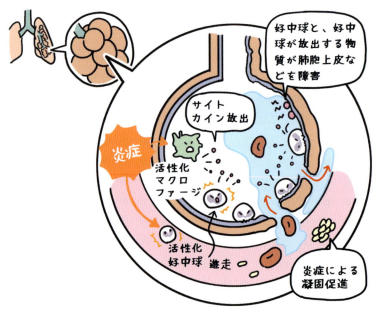

図1 ARDS滲出期の病態図（文献1を参考に作成）

　ARDSは、先行する基礎疾患や外傷によって引き起こされた過剰な炎症反応が肺胞の血管内皮細胞を破壊することで血管の透過性が亢進し、血液中の水分やタンパクなどが肺胞および肺の間質に漏れ出て発症する急性の肺水腫です（図1）。

　『ARDS診療ガイドライン2021』では、ARDSの診断、1回換気量の制限、低用量副腎皮質ステロイドの使用と人工呼吸器関連肺炎予防バンドルが強く推奨されています。同時に、非侵襲的陽圧換気や高流量鼻カニュラ酸素療法、人工呼吸器の場合はプラトー圧の制限、高いPEEP設定が求められ、必要に応じて筋弛緩薬の使用や腹臥位管理、水分制限を踏まえた体液管理が弱い推奨とされています。そして、ABCDEバンドルに準じた管理や経腸栄養も必要とされています。

　本項目では、推奨されているそれらの事柄がなぜ必要なのかを病態生理から説明するとともに必要な看護ケアについて解説していきます。

シャントの悪影響を回避するには肺をつぶさないことが大切

シャントとは？

静脈血は毛細血管を通して肺胞で酸素を受け取り、動脈血になって心臓に戻ります。しかし、ARDSを発症して炎症の拡大が進み、肺胞がつぶれてしまって酸素が届かなくなると、静脈血が酸素を受け取ることなく心臓に戻ってしまいます。これを「シャント」といいます。

シャントの悪影響

シャントが多くなると酸素を受け取れなかった血液が心臓に戻り、酸素を受け取った血液と混ざります。それによって体を循環する血液のうち、酸素を受け取った血液の割合が減ってしまいます。

シャントによる低酸素血症は、吸入酸素濃度（FiO_2）を上げてもなかなか酸素化が改善しないという特徴があります。

シャントを減らす方法

シャントを減らすためには、肺がつぶれないようにすればよいのです。**自発呼吸**している場合、吸気時は胸腔内の**陰圧**に肺胞が引っ張られ、人工呼吸器で**強制換気**されている場合は**陽圧**がかかって肺胞がふくらみます。つまり、ダメージを受けた肺胞は呼気時につぶれやすくなっているので、呼気時に肺胞がつぶれるので、呼気時にPEEP（Positive End Expiratory Pressure：呼気終末陽圧）をかけることで肺をつぶれにくくすることができます。

風船をふくらますとき、空気の入っていない状態よりすこし空気が入っている状態からふくらますほうが楽なように、完全につぶれてしまった肺胞よりすこしふくらんだ状態の肺胞のほうが少ない力でふくらますことができます。つまり、適切なPEEPをかけることが、肺保護換気につながるということです。

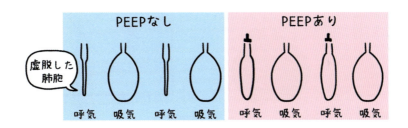

肺保護換気はシャントの仕組みの理解が9割

肺を守るためにできること

PEEPの基準となるlower inflection point

肺胞を風船のようにパンパンにふくらませば、虚脱せずに酸素化がよくなるのでは？ と思いませんか。実際は、肺胞の壁が過剰に引っ張られて肺が損傷します。ラットの肺に45cmH$_2$Oの高い圧で人工呼吸を行うと、図2のように肺が傷んでしまうという報告もあります。

肺を守るためには、できるだけ1回換気量を減らしたほうがいい**(1回換気量の制限)** と考えられています。肺胞の大きさは一定ではなく、大きいものや小さいものもあれば、ふくらみやすいものやふくらみにくいものもあります。

図3は、肺における圧と容量の関係を示したグラフです。肺の容量が一気に増え始めるlower inflection pointという圧があることが知られています。この圧より低くなると虚脱する肺胞が増えてくるので、この圧より少し高めのPEEPをかけることが有用ではないかと考えられています。

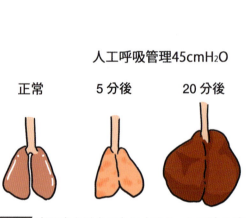

図2 高圧をかけたことによるラットの肺の時系列変化（文献2を参考に作成）

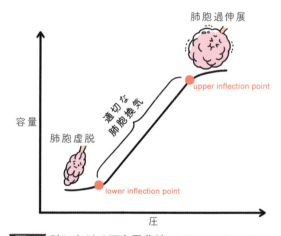

図3 肺における圧容量曲線（文献3を参考に作成）

ガス交換を効率的に行うためのプラトー圧

さらに、肺胞は吸気の最後の圧がかかった状態を維持すると、ガスが移動して肺胞が均一にふくらみ、ガス交換が効率的に行えるとされています。その圧を「プラトー圧」と呼びます。2000年に行われた研究では、性別と身長で計算できる予測体重を用いて、予測体重1kgあたり6mL、プラトー圧30cmH$_2$O以下で管理した群の生存率が、従来行われていた予測体重1kgあたり12mL、プラトー圧50cmH$_2$O以下を目指す呼吸管理群と比べ、生存率が**8.8%** 改善したと報告されました。

肺の大きさは身長と体重で決まるので、この式を用いて予測体重を用いましょう。

> 男性：50＋0.91×（身長cm－152.4）
>
> 女性：45.5＋0.91×（身長cm－152.4）

予測体重の算出式

ARDS の治療の肝は発症早期が 9 割

腹臥位療法になぜ効果があるのか

　ARDS に陥った肺胞は炎症状態にあり、自分の臓器の重さだけでよりいっそうつぶれます。その結果、背中側の肺胞に重力がかかり、ダメージを受けている肺はさらにつぶれてしまいます。腹臥位になることで臓器の重さから解放され、つぶれた肺がふくらみ、換気血流比の適正化がなされ、肺の過膨張も予防できます（図4）。

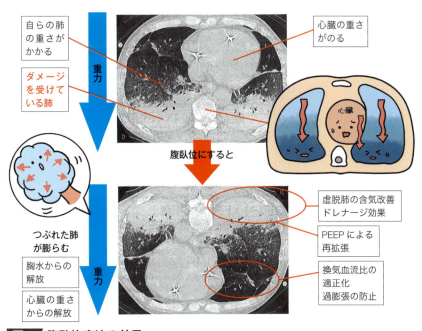

図4　腹臥位療法の効果

腹臥位療法には、図4 で示したように多くのメリットがあります。肺の酸素化能力を評価する P/F 比（健康成人 FiO$_2$：0.21 ではおおむね 400mmHg 以上が正常）というものがあります。P/F 150 未満の重症 ARDS 患者に対して、16 時間以上連続して平均 4 日間肺保護換気を行った群は、通常治療群と比べて有意に 90 日生存率がよかったと報告されて以降（図5）[4]、ARDS に対する腹臥位療法を積極的に行う施設が増えています。

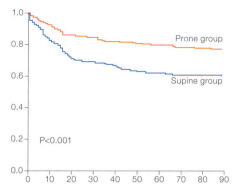

図5　重症 ARDS 患者の肺保護換気の治療比較（文献 4 を参考に作成）

過剰な炎症を早期に制御する必要性

副腎皮質ステロイドは ARDS の炎症にかかわるさまざまなサイトカインなどを不活化すると考えられています。『ARDS 診療ガイドライン 2021』では、低用量（mPSL 1〜2mg/kg）の使用を強く推奨しています[5]。

一方、ARDS 発症後 14 日以降の低用量ステロイド投与は 180 日死亡率を増加させるという報告があり[6]、早期の投与が望ましいと考えます。消火活動は早めに行ったほうがよいのです。炎症に対するステロイドは、**増殖期のはじめごろ**までに始めたほうがよいでしょう。

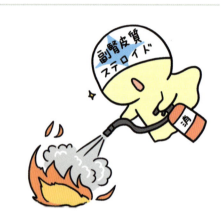

Column

気管挿管のタイミングはいつがよい？

気管挿管を希望しない患者（Do Not Intubation：DNI）でなければ、気管挿管を実施するまでにあまりねばる必要はないでしょう。なぜなら、気管挿管をして**肺を休ませ、原因検索につながる検査を追加する**ことが患者の予後改善につながると考えるからです。可能なら、気管挿管をせずにステロイドの早期投与を検討してもよさそうですが、肺のなかでなにが起こっているかわからないままステロイドを投与するのは諸刃の剣です。

できるだけ気管挿管をしたくないというのは、患者さんだけでなく**主治医も思っている場合が多い**です。そのために挿管のタイミングが遅くなってしまうことをよく経験します。最近は高流量鼻カヌラ酸素療法（HFNC）や非侵襲的陽圧式人工呼吸器（NPPV）といった非侵襲的な呼吸デバイスが使えるようになり、その傾向がより顕著になっている印象があります。

HFNC の場合、流量 30〜40L/ 分、FiO_2 が 50〜60％、酸素飽和度が 90％ 前後の症例に対して流量を増やしても得られる PEEP 効果はそこまで大きくなく、高い FiO_2 はそれ自体が肺を傷める可能性があります。NPPV に切り替えても、頻呼吸で機械とうまく合わない（非同調）場合がよくみられます。この非同調が肺に過剰な圧力をかけている可能性があり、望ましくありません。しかも、ほとんどの症例で食事量も減っており、栄養状態が悪化します。

HFNC 40L/ 分、FiO_2 が 50％ で酸素化が悪い場合は、気管挿管をして肺を十分に休ませながら経腸栄養を行い、できうる最大限の治療とケアで回復を図ることが、よりよい予後につながるのではないかと考えています。

呼吸仕事量の増加はARDS徴候が9割

ARDSの直接or間接的原因に早期に対応

　ARDSでは原因となる疾患や外傷が発生してから**48時間以内**に肺胞への傷害が始まり、**1週間以内**で低酸素血症にいたることが多いとされています。そのため、原因に対する早期治療が重要です。ベッドサイドで長い時間患者さんとともに過ごしている**看護師が、原因になりうる要因の情報を医師と共有する**ことが、治療に早期に着手できるための非常に重要なポイントになっていきます。

　また、酸素化はすぐに悪くなるわけではありません。低酸素に陥る前に、体は代償機能として頻呼吸になったり、呼吸補助筋を用いて換気量を増やして順応しようとします。数値的評価としてもっとも用いられるSpO₂が低下する前に、私たち看護師自身の目や耳、手でしか捉えられない情報である**呼吸回数**や**呼吸様式**、**呼吸筋の変化**、**肺音の変化**に気付くことが早期対応につながります。

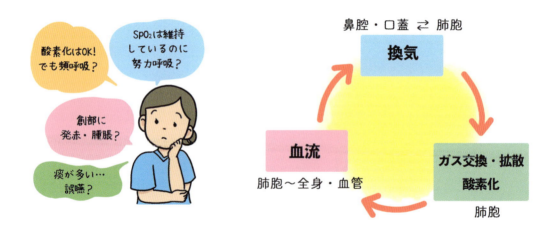

デバイスの導入・設定変更のタイミングを逃さない

　低酸素血症に陥ってしまったら、必要な酸素量を投与して換気量の担保もしなければなりません。しかし、注意しなければならないのは現在の吸入酸素濃度と酸素化と前項目でも説明した呼吸様式の変化です。

　たとえば2つのケースがあります。

●ケース①　HFNC 30L/分、40%、呼吸回数16回/分、SpO₂ 95%
●ケース②　HFNC 30L/分、60%、呼吸回数28回/分、SpO₂ 98%

　SpO₂だけみれば②のほうが数値はいいですが、呼吸回数と吸入酸素濃度は①のほうが少なくな

っています。②はNPPVや気管挿管などのデバイス変更も考慮する必要があります。デバイスの導入や設定の変更をする際は、増悪した際に次にどうするかを患者さんや家族と話し合い、意思決定したうえで医師と情報を共有しておくことが大切です。

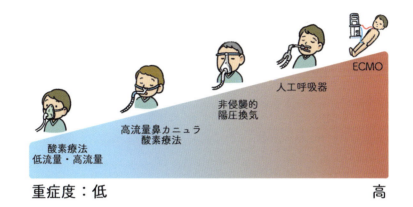

必要ケアと過剰ケアの見極めがARDS悪化予防の9割

ARDSの急性期ケアは矛と盾

ARDSは、増悪の程度の違いや滲出期・増殖期・線維化期といった病状経過の違いがあります。そのため、とくに看護ケアの時期と内容においては無理をせず盾のように守りに徹したほうがいい場合と、より改善に向かうために矛のように攻めるほうがいい場合があります。それを見極めてアプローチすることがARDSの急性期における必須ポイントです。

【盾】苦痛の増強を徹底回避して肺を守るケア

酸素療法も人工呼吸器もARDSを治すものではなく、ARDSに陥った要因が解決するまでに酸素化や換気を維持することが目的です。そのため、主要因以外の事柄で増悪させることは絶対に回避したいのです。

人工呼吸器管理では、PEEPによりシャントを減らし、肺を潰さないような設定をしていますが、それに反して不必要に回路を開放したり、患者さんがむせているからといって気道分泌物の評価をせずに気管吸引を行うと肺胞虚脱を招きます。

さらに、1回換気量の制限をしているにもかかわらず、患者さんがあらゆる苦痛を感じて頻呼吸や換気量の増大が起こるのはよりよい管理に反することになります。適切な鎮静・鎮痛・人工呼吸

器管理も肺を守ることにつながります。

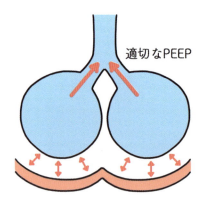
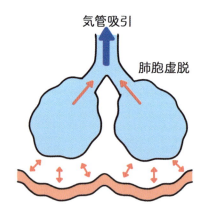

▶ 水分過多も要注意

ARDS では肺水腫になりますが、過剰な水分は肺水腫を増長させます。急性期であればあるほど、持続投与されている補液だけでなく抗菌薬や血液製剤なども含めたさまざまな輸液が必要になります。

血管内容量の過剰・不足を、水分バランス・体重・皮膚や口腔内の乾燥や湿潤・乳酸値・エコーやX線所見なども踏まえて医師とともに判断する必要があります。

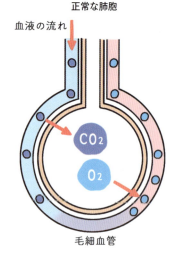
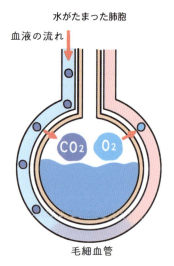

【矛】改善の時期を見逃さない肺をより良くするケア

肺胞の過伸展や損傷を避けるために、プラトー圧は 30cmH₂O 以下が推奨されています。しかし、呼吸（吸気）努力の大きい状況では、プラトー圧が低く設定できていても、実際の肺胞には強く圧がかかってしまっていたり、肥満の患者さんでは胸郭の外側から皮下脂肪などによる拘束が強く、高いプラトー圧のわりに、肺胞にかかる圧力は十分でなかったり、状況や肺損傷の程度は患者さんごとに違います。

人工呼吸器管理を**開始した段階**から、**人工呼吸器の設定**と**プラトー圧**の推移をみることで、肺

胞に過不足のない適正圧がかかっているか観察していきましょう。そして、**従量式換気**ならば以前と同じ換気量でも気道内圧は低くなった、**従圧式換気**であれば以前より少ない気道内圧値で換気量が増加した、などの回復の徴候を見逃さないようにする必要があります。自分の勤務帯だけの推移ではなく、**前日・前々日**と推移を比較することも重要です。

また、人工呼吸器を使用しているにもかかわらず「苦しそう」といった状況は、呼吸仕事量の増大を示しており、さらなるガス交換障害や酸素消費量増大を招くため、注意が必要です。ARDSが進行して酸素消費量が増大しているのか、苦痛や発熱などほかの要因があるのか、狙って情報を取りにいきましょう。

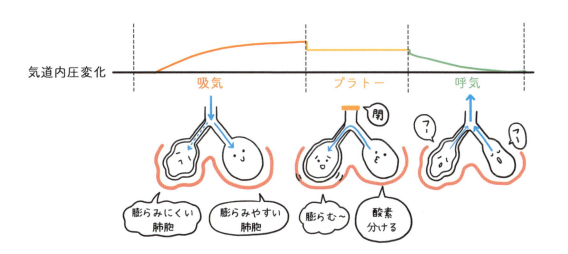

▶ 荷重側肺障害

ARDSは荷重側肺障害といって下側になるほうの肺胞が無気肺を起こしやすいとされています。肥満患者や水分過多によって荷重が増加した場合も横隔膜運動の制限がかかり、よりいっそう荷重側肺障害は進行してしまいます。

仰臥位はなるべく避け、循環動態を観察しながら、腹臥位だけでなく前傾側臥位や足を下ろしたり傾斜をかけたりして腹部が下がるような体位で過ごすことも肺をよりよくするケアになります。

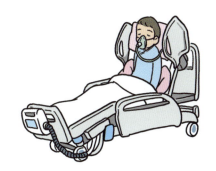

引用・参考文献
1) BT, Thompson. et al. Acute Respiratory Distress Syndrome. N Engl J Med. 377 (6), 2017, 562-72.
2) D, Dreyfuss. et al. Ventilator-induced lung injury : lessons from experimental studies. Am J Respir Crit Care Med. 157 (1), 1998, 294-323.
3) Vargas, M. et al. PEEP role in ICU and operating room : from pathophysiology to clinical practice. ScientificWorldJournal.

2014, 852356.

4) C, Guerin. et al. Prone positioning in severe acute respiratory distress syndrome. N Engl J Med. 368（2）, 2013, 2159-68.

5) ARDS 診療ガイドライン 2021 作成委員会編. "薬物療法・非薬物療法". ARDS 診療ガイドライン 2021. 867-90.

6) KP, Steinberg. et al. Efficacy and safety of corticosteroids for persistent acute respiratory distress syndrome. N Engl J Med. 354（16）, 2006, 1671-84

（髙原有貴・市山崇史）

> 病態生理では語れない1割のハナシ

ARDSからの回復はチーム医療が9割

▌患者さんもスタッフも安全・安楽なポジショニング

　COVID-19のパンデミック以降、腹臥位療法は着目され、多くの施設で実施されてきました。とはいっても、腹臥位療法を実践するためにはスキル・経験・マンパワーなどの障壁があり、腹臥位にすることによる腹側の浮腫や褥瘡も看護師としては見逃せない点です。それらの予防に対して、現在ではさまざまな医療機材や保護材などが発売されていますが、施設によっては安易に導入できないことも多くあります。

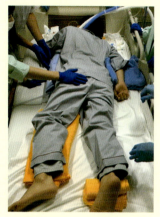
スタッフ間で腹臥位の練習をしている様子

　筆者の施設でも腹臥位の実施方法に関してプロトコルを作成しましたが、一方でさまざまな障壁が問題となったときのために、腹臥位に近い前傾側臥位を身近にあるタオル類で実践できるような準備も行いました。患者さんの安全を守ることは大前提ですが、スタッフの安全や健康を守ることも重要です。大きなポジションチェンジや、体格の大きい患者さんに対しても安全に取り組めるような配慮が必要です。

▌もとの生活に戻るためにできること

　ARDSの最後の病期は線維化期です。この時期には肺の拡散能は低下しており、人工呼吸器離脱ができなかったり、離脱できる場合でも酸素療法が終了できなかったり、患者さんによっては酸素化によって呼吸機能に障害が残ることも多いです。

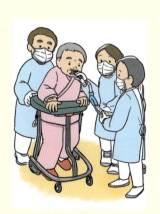

　炎症状態の強い滲出期ではむずかしいかもしれませんが、病態の回復にともない、患者さんとともに呼吸について考えることが人工呼吸器離脱や酸素療法の終了、また再増悪時の早期発見につながります。

　呼吸困難や頻呼吸は肺だけの問題ではなく、精神的状態や患者さん自身の呼吸の仕方に由来する場合もあります。人工呼吸器装着中に体位変換する際には動くことで咳嗽が出る可能性を説明したり、患者さんにベッドの柵を持ってもらうといった筋力を落とさない工夫も必要です。同じく、枕を変える際は患者さんに頭部をあげてもらって頸部筋群を使ったり、ズボンやおむつを履く際にすべて看護師が介助しないように

8 急性呼吸窮迫症候群〈ARDS〉

するなど、患者さんの筋力を奪わない配慮も必要です。

　そして、ガイドラインで強く推奨されている低用量ステロイドの有害事象として筋力低下が知られており、終了のタイミングも重要です。

　いったん回復すると患者さんの自覚症状が軽減されてリハビリテーション（以下、リハビリ）が順調に進むこともありますが、再燃した際は「昨日より歩けない」、「動かなければ大丈夫だけど今日は動くとすぐ息がきれる」といった症状の変化が出てくることも多くあります。また、リハビリの時間はがんばれたとしても、その後リハビリの時間帯以外で過度な疲労が蓄積するなどの変化が現れる場合もあります。患者さんに前日や数日前と比較しながら自覚症状を聞くことで、身体所見に出る前の懸念がわかると同時に過去との比較が患者さんの記憶の整理にもつながります。

（髙原有貴）

9 肺血栓栓症（PE）

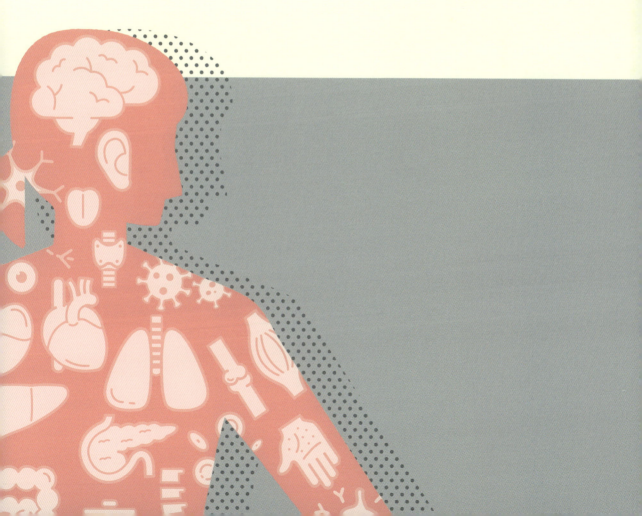

肺血栓塞栓症の原因は静脈血栓塞栓症が9割

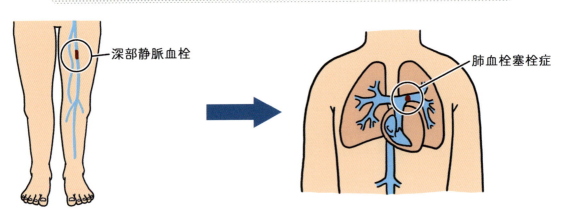

図1 血栓の流れ
大腿部の静脈血栓が、血流にのって下大静脈・右心房・右室・肺動脈へ

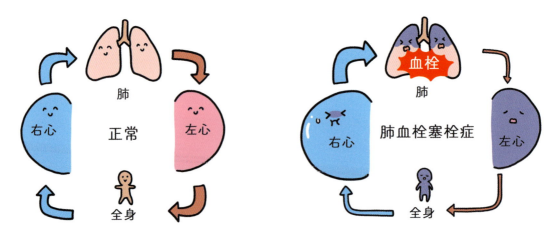

図2 肺血栓塞栓症の血流
肺動脈に血栓がつまると右心から肺、肺から左心に血液が流れなくなり、全身の血流が滞ってショックになる

肺血栓塞栓症とは？

　肺血栓塞栓症は、静脈系にできた血栓が肺動脈を閉塞し（図1）、呼吸や循環に異常を引き起こす病態です。急性の場合は速やかな経過をとりますが、慢性の場合は血栓が長期にわたって残存して発症時期が明らかでないことがあります。
　肺動脈の閉塞によって血流低下が起こり、心臓への血液供給が低下して循環不全（ショック）になることが重大な問題です（図2）。また、呼吸不全も起こり、肺の酸素と二酸化炭素の交換率が低下して低酸素血症が引き起こされます。

静脈血栓塞栓症（VTE）

　肺血栓塞栓症のおもな原因は静脈血栓塞栓症であり、四肢の深部静脈血栓症（DVT）がその起源となります。多くの場合、DVTは静脈の弁やふくらはぎの静脈から発生し、身体の中枢部に向かって進行します。肺塞栓症（PE）とDVTは連続した病態であり、「静脈血栓塞栓症（VTE）」と一括して診断・治療・予防が行われます。

　VTEを誘発する因子には、血流のうっ滞、血管内皮の障害、血液凝固能の亢進などがあります。これらの因子が絡み合い、血栓が形成されます（表1）。米国では年間20万人がVTEと診断されており、最近では日本でも発症頻度が高まっています。発症の誘因としては飛行機やバスの長時間の移動や災害時の避難生活などのほか、潜在的な誘因が認められない場合は悪性疾患も原因になり得る（図3）ため、悪性疾患のスクリーニングが重要です。

　また、肺血栓塞栓症の発症予測にWellsスコア（表2）[1]があります。Wellsスコアは、0～1点が低リスク、2～6点が中等度リスク、7点以上が高リスクの3階層に分類され、PEの発症率は、低リスク群で12％、中リスク群で40％、高リスク群で91％と報告されています[1]。

表1　VTEのリスク

骨折（股関節・下肢）	整形外科領域の手術はリスクが高い
股関節・膝関節置換術	
重度外傷	
脊髄損傷	
中心静脈ライン	悪性腫瘍、抗がん薬の使用、ホルモン療法はリスクが高い
化学療法	
悪性疾患	
ホルモン補充療法	
経口避妊薬	
妊娠・出産後	
血栓素因	
静脈血栓症の既往	
ベッド上もしくは座位の長期安静	
肥満	

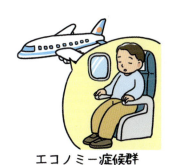

エコノミー症候群

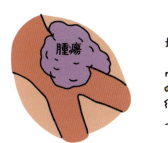
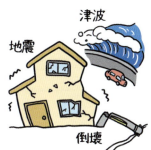

図3　よく知られているVTEの誘因

表2 Wells スコア（文献1を参考に作成）

項目	点数
臨床的に DVT の症状を認める	+3
PE の診断が鑑別疾患内で一番もっともらしい（ほかの鑑別疾患を認めない）	+3
以前に PE か DVT の既往がある	+1.5
心拍数 >100	+1.5
最近の手術または長期臥床	+1.5
血痰・喀血を認める	+1
癌の既往がある	+1

Column

「エコノミークラス症候群」

　エコノミークラス症候群とは飛行機での移動にともなって生じる VTE を示し、肺血栓塞栓症の原因としてよく出てくる有名な疾患です。長時間の同一姿勢や脱水傾向などが原因と考えられており、席が狭いエコノミークラスの乗客が発症しやすいことから名付けられましたが、ファーストクラスに乗っていても起こります。

　では、実際にどれくらい飛行機に乗っていると発症するのでしょうか？　面白い研究があるので紹介します[2]。研究結果では、航空距離が 2,500km だと発症率0％、10,000km だと100万人あたり4.77人発症するとされています。東京からパリまでは 9,710km、東京からシカゴまでは 10,129km、那覇から札幌までは 2,228km なので、国内旅行はまず安全ですが、ヨーロッパやアメリカに行く際は注意が必要ということになります。

肺血栓塞栓症の診断のコツはエコーが9割

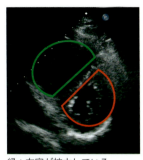

緑：右室が拡大している
赤：右室に左室が圧排されている

図4 肺血栓塞栓症の心エコー

　通常、PE を疑う際は胸部造影 CT を行い、確定診断します。ただし、臨床現場では胸部造影 CT を適切に実施する必要があります。また、PE に関連する症状は呼吸困難や頻呼吸、頻脈が一般的ですが特異的ではなく、鑑別が難しいことがよくあります。特に、高齢者ではこれらの症状が現れない場合もあります。X 線写真や心電図、血液ガス所見でも特異的な所見は少ないです。

　その点、エコー検査は胸部造影 CT よりも感度と特異度が低いですが、簡便で侵襲性が少なく、迅速に行うことができるため、胸部造影 CT の実施の手助けになります。また、血行動態が悪化している場合など胸部造影 CT が行えない状況では、エコー検査が評価の一助として行われます（図4）。

心エコー・下肢静脈エコー

　PE を疑う所見として、右室負荷の上昇、右室機能低下、右室内の血栓の同定などが知られています。血行動態が不安定で胸部造影 CT による評価が困難な場合は心エコーで評価し、右室の拡大や右心内血栓を認めたら暫定的に PE と診断して抗凝固薬による治療の開始を考慮します。下肢静脈エコーで PE のもっとも多い原因である DVT を評価することで、PE の可能性を間接的に評価することができます。

肺血栓塞栓症の治療は早期診断が9割

　PEの早期診断は予後に大きな影響を与えるため、きわめて重要です。重症例では発症時にショック状態に陥って死亡率が18～33％に達し、早期診断できなかった場合は突然死を除いても死亡率が68％と高率になります。しかし、適切な診断が行われれば死亡率は22％まで低下します。また、PEは急速な症状の悪化で生命にかかわることもあるため、確定診断が出る前に治療を開始する場合もあります。

　PE治療の基本は抗凝固療法であり、重症例では血栓溶解療法も検討されます。重症度に応じて治療方針を立てます。PEが確認されたらただちに抗凝固療法を開始します（図5）。出血リスクなどで抗凝固療法が行えない場合は下大静脈フィルターの使用を検討します。

　心停止をきたした場合は、可能であればV-A ECMOを装着し、外科的ないしはカテーテル的血栓除去術も考慮した集学的な治療を行います。非心停止例でもショックが遷延する重症例では、血栓溶解療法などの積極的な治療を行います。

　それ以外のPEでは抗凝固療法が第一選択となります。中～高リスク群では十分な監視を行い、重症化の徴候がみられた場合にはすみやかに血栓溶解療法などより、積極的な治療に移行します。

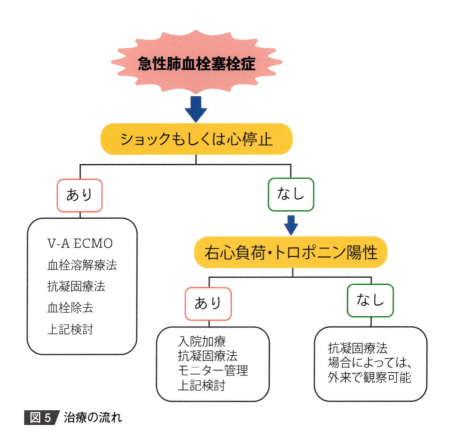

図5 治療の流れ

低～中リスク群では、入院による監視下での治療を行います。これまで急性肺血栓塞栓症は入院治療が基本でしたが、近年は直接型経口抗凝固薬（Direct oral anticoagulant：DOAC）が日常臨床に広く普及し、点滴注射によるヘパリン治療を要さず、外来での内服治療が可能になりました。そのため、軽症の患者さんはDOAC治療によって早期退院や外来治療も検討されるようになっています。

> **Column**
>
> 「COVID-19と肺血栓塞栓症」
>
> 　皆さんは、COVID-19と血栓症との関係は知っていますか。当初、気道感染にともなう急性呼吸障害のみがクローズアップされていたCOVID-19ですが、ほどなくして多様な血栓症の合併が高頻度にみられ、注目されるようになりました。日本でもCOVID-19患者の1.95％にVTEが発生しています[3]。VTEの発生は重症患者に多く、Dダイマー高値・人工呼吸器を要する場合などはリスクが高いという報告がありますが[4]、軽症患者でも無症状に血栓症があることもあり（図6）、注意が必要です。

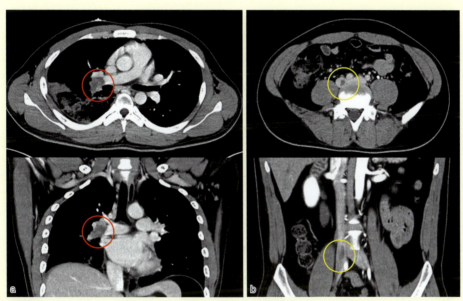

図6　COVID-19を発症した20歳代男性のCT画像
血栓リスクがない患者だが、VTEを認める。
a：右肺動脈に血栓を認める（赤丸）、b：下大静脈に血栓を認める（黄色丸）

肺血栓塞栓症の発見と早期対応は「症状と発症状況」からの判断が9割

早期発見は看護師の「！？」が9割

肺血栓塞栓症は5killer chest painに含まれる有名な疾患ですが、急性の肺血栓塞栓症には診断の根拠となるような特異的な症状がないため、症状からの早期診断がむずかしいといわれています。

私たち看護師は患者さんの一番身近にいる職種なので、新たに出現した症状や発症状況から**「もしかしたら、肺血栓塞栓症かも！？」**と考え、早期に対応する必要があります。

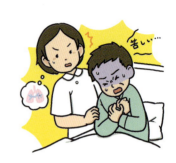

発症リスクが高い場面は安静解除後が9割

まずは急性肺血栓塞栓症の発症状況について考えてみましょう。心原性脳塞栓症や肺血栓塞栓症では、よく「血栓が飛んだ！」と言ったり聞いたりしますよね？ では、どんなときに「血栓」は「飛ぶ」のでしょうか？

すぐに思い浮かぶのは、長時間安静からの解除後でしょう。具体的な発症状況としては**術後の初回歩行時**、**長期臥床患者のリハビリテーション（以下、リハビリ）開始時**、**体位変換時**などが挙げられます。離床や体位変換によって停滞していた血流が促進されることで、下肢や骨盤内の静脈で形成された血栓：DVTが血流に乗って下大静脈→右心房→右心室を経て肺動脈まで到達して肺動脈を閉塞する結果（図7）、発症します。

長時間臥床していた患者さんの安静度がアップするときは、肺血栓塞栓症のことを頭の片隅に入れておきましょう。

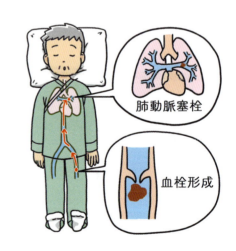

図7 肺血栓塞栓症の発症状況

突然の呼吸困難・胸痛・失神・頻脈・頻呼吸は肺血栓塞栓症が9割

　肺血栓塞栓症を発症した場合、どのような症状が出現するのでしょうか？先ほど特異的な症状はないと述べましたが、実はいくつか肺血栓塞栓症が疑わしいとされる症状があります。5つほどあるとされている症状、それは**突然の呼吸困難**・**胸痛**・**失神**・**頻脈**・**頻呼吸**です（図8）。

　肺動脈が血栓で閉塞すると肺の血流は途絶えます。その結果、肺梗塞や右室虚血が引き起こされて胸痛が出現します。胸痛は肺梗塞では胸膜痛、右室虚血では胸骨後部痛を呈するとされており、胸部手術後や胸部外傷の場合は創部痛との鑑別が必要になります。

　失神は中枢肺動脈閉塞による重症例にみられます。不整脈による失神との鑑別が必要になります。

　また、肺の血流が途絶えるのでガス交換ができず、低酸素血症になって頻呼吸・頻脈を呈します。全身麻酔術後や安静臥床の患者さんでは痰の貯留によるものと間違われやすいため、しっかり鑑別しましょう。

　これらを理解し、突然の呼吸困難・胸痛・失神・頻脈・頻呼吸が出現したら、「もしかしたら肺血栓塞栓症かも」と疑うようにしましょう。

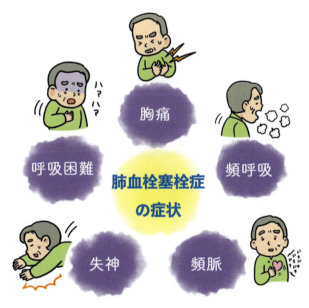

図8 肺血栓塞栓症の症状

肺血栓塞栓症の悪化予防には
病態と治療内容の理解が9割

肺血栓塞栓症は換気血流比不均衡からのⅠ型呼吸不全が9割

　重症な肺血栓塞栓症では、呼吸不全や循環動態の破綻＝ショックをきたします。動脈血液ガス分析を行うと**低二酸化炭素血症をともなう低酸素血症、つまりⅠ型呼吸不全**を認めることが多いです。これは肺動脈が閉塞したことによる**換気血流比不均衡が原因**です（**図9**）。

　低酸素血症を改善するために頻呼吸になりますが、肺動脈が血栓で閉塞しているために肺胞と毛細血管でガス交換が行われず、酸素の取り込みが行えません。しかし、二酸化炭素は拡散率が酸素の20倍も高いため、酸素より先にガス交換されて体外に排出されます。その結果、低二酸化炭素血症になります。

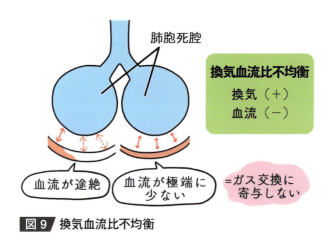

図9　換気血流比不均衡

肺血栓塞栓症は変化の予測と準備が9割

　低酸素血症に対しては酸素投与が基本なので、モニタリングを開始して**SpO_2 90％以上を維持できる酸素流量に調整**しましょう。「酸素を投与したからそのうち SpO_2 は上昇するだろう」はNGです。酸素投与後の SpO_2 値や自覚症状の変化を注意深く観察する必要があります。**常に悪化する可能性を考慮して、変化の予測と次の一手の準備を進めておくことが重要**です。

　酸素投与で SpO_2 90％以上が維持できない場合は、気管挿管による人工呼吸器管理が必要になります。人工呼吸器管理を開始する際は、陽圧換気で胸腔内圧が上昇して循環動態がさらに悪化する可能性があることを念頭に置きましょう。

　循環動態が不安定なときは SpO_2 が測定できないこともあります。その際には**動脈血液ガス分析で呼吸状態の評価を行いますが、頻回に動脈を穿刺することは治療上望ましくありません**。肺

血栓塞栓症の治療には血栓溶解薬を使用し、さらに循環動態が不安定な場合は抗凝固薬を多量に用いるV-A ECMOが導入されることもあり、動脈穿刺部位に血腫を形成する可能性があります。呼吸・循環動態が不安定だと判断したら、**早期に医師へ動脈ライン確保を依頼しておく**ことも必要です。不必要な出血をさせないことが重要です（図10）。

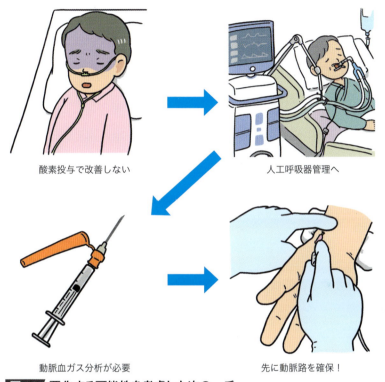

図10 悪化する可能性を考慮した次の一手

急性心不全にも注意

肺血栓塞栓症では循環動態が破綻＝ショックになることがあります。**肺動脈が血栓閉塞することで右心室の後負荷が増大し、急性右心不全をきたします。それによって右心拍出量が低下すれば相対的に左心拍出量も低下するので、急性左心不全になります**（図11）。その結果、循環動態が破綻＝ショックになるというわけです。

肺血栓塞栓症でショックバイタルをともなう場合、ノルアドレナリンやドブタミンといったカテコラミン製剤を使用します。すぐに投与できるように準備しておきましょう。

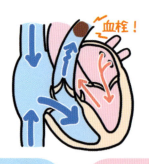

肺動脈が閉塞 ⇩ 右心室の血流が停滞 ⇩ 右心室の後負荷増大 ⇩ 急性右心不全	右心室からの血流減少 ⇩ 左心系への血流減少 ⇩ 左心拍出量の減少 ⇩ 循環動態破綻＝ショック

図11 肺血栓塞栓症による急性心不全発症の発生機序

肺血栓塞栓症の発症予防はDVT予防が9割

　肺血栓塞栓症は、血栓だけでなく腫瘍や空気、脂肪による塞栓でも発症しますが、DVTが原因になる場合が大半であるため、DVTの発症予防が肺血栓塞栓症の予防につながります。

血栓が形成される機序を確認

　血栓は、**①静脈の内皮障害**、**②血液凝固能の亢進**、**③血流うっ滞**によって形成されます。これら3つの要因はDVT発生の危険因子です。

▶ **①静脈の内皮障害**
　静脈の内皮細胞は**炎症性サイトカインが多量に産生される手術や外傷**で障害されることが多

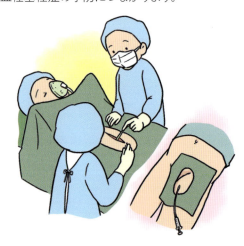

いです。ほかに、静脈内にカテーテルを挿入する治療や検査も内皮細胞を障害する要因になります。

▶②血液凝固能の亢進

血液凝固能の亢進を簡単にいうと、血液が固まりやすくて血栓がたくさんできる状態ということです。この状態に陥るのは**敗血症などの感染症によって血液凝固系と線溶系のバランスが破綻**した場合や、**熱傷などによる血管内脱水や糖尿病・高脂血症による血液粘稠度が増加**した場合が考えられます。

▶③血流うっ滞

全身麻酔手術による**長時間の同一体位**や、ADLが低下している長期臥床患者がこの状況に該当します。また、DVTによる下肢静脈炎の有無を確かめる徴候として、ホーマンズ徴候があります。膝をのばした状態で、足首の底背屈運動をしてもらい、痛みが生じるようであれば、ホーマンズ徴候陽性となり、下肢に血栓が形成されている可能性が高くなります。

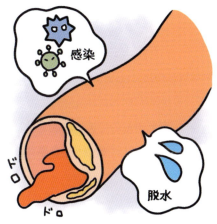
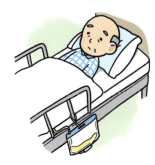

肺血栓塞栓症の発症予防はDVTの危険因子を減らすことが9割

▶弾性ストッキングやフットポンプの装着

看護師ができるDVT予防ですぐに思い浮かぶのは、**弾性ストッキングやフットポンプ**の装着でしょう。弾性ストッキングもフットポンプも**下肢の血流を促進して血栓形成を予防**します。適切に効果が得られるよう装着できているか確認する必要があります。また、弾性ストッキングやフットポンプの使用には皮膚トラブル発生のリスクもあるので、観察時に医療関連機器圧迫褥瘡の有無も確認しましょう。

▶上肢に末梢静脈路を確保する

末梢静脈路を確保する際は**できる限り上肢のほうがいい**です。下肢に静脈路を確保すると下肢の静脈内皮細胞の障害（①）から血栓形成につながり（図12）、血流うっ滞（③）対策の弾性ストッキングやフットポンプの使用を妨げる可能性があります。「上肢に静脈路を取る！」ということも肺血栓塞栓症予防のケアとして大切です。

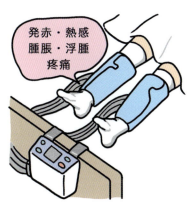

適切に装着できているか、静脈炎がないかホーマンズ徴候も一緒に確認

▶ **IN-OUT バランスを適正化する**

血栓形成傾向にある患者さんを**適切な IN-OUT バランスで維持する**ことで循環動態の適正化だけでなく、脱水の予防＝血液粘稠度の増加（②）を防ぎます。

▶ **患者さんのできる範囲で体を動かす**

リハビリは「●時から●●を●分間やる」ことだけを指すのではありません。ICU に入室している患者さんのなかには意識がしっかりしている人もいます。清拭時に患者さんが自分で膝を立てたり腰部を持ち上げたり、安静度に問題がなければ適宜足首を動かすことも立派なリハビリであり、常日頃から行える肺血栓塞栓症予防につながるケアなのです。

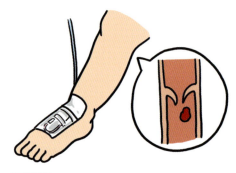

図12 下肢の静脈路確保は血栓形成リスクが高い

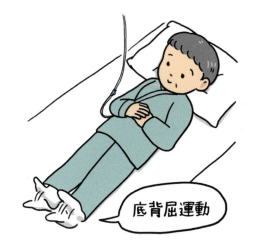

底背屈運動

肺血栓塞栓症は早期発見・早期対応が9割

ICU に入室する患者さんは、敗血症・外傷・心筋梗塞・脳血管障害などの基礎疾患に加え、人工呼吸器管理やそれにともなう鎮痛薬・鎮静薬・筋弛緩薬の投与、ブラッドアクセスカテーテルや中心静脈カテーテルの挿入、長期の安静臥床といった多くの血栓形成リスクを有しています。予備力がない状態の患者さんが肺血栓塞栓症を発症した場合、治療介入が遅れると重症化しやすいです。そのため、呼吸・循環動態の安定化と診断・治療を同時進行する必要があります。

SpO_2 低下時の対応は原因検索が9割

人工呼吸器を装着している患者さんの体位変換後に突然 SpO_2 が低下したら、「痰が詰まったかな？」「吸引しなきゃ！」と考える看護師は多いでしょう。ですが、SpO_2 低下の原因は本当に「痰」

なのでしょうか？ほかに原因はありませんか？「SpO_2 が低下したから吸引する」というのではなく、「**SpO_2 低下の原因を調べ、必要なら吸引する**」という原因検索の思考と、原因解除の行動がともなっていることが大切です。

原因検索は臨床所見からの気付きが9割

肺血栓塞栓症の発症直後は SpO_2 の低下に加え、**頻呼吸と頻脈**を高率で認めます。病状が進行すると**Ⅱ音の亢進**（図13）や右心不全徴候として**頸静脈の怒張**がみられ、肺梗塞を合併すると**断続性ラ音や血痰**を認めることがあります。DVTに起因している場合は**下腿浮腫やホーマンズ徴候**を認めるので、これらの所見がないか観察しましょう。もし認めた場合は「肺血栓塞栓症かも？」と考えて医師へ報告しましょう。

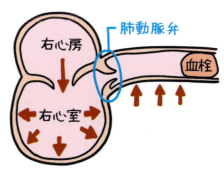

図13　Ⅱ音の亢進
Ⅱ音とは半月弁（大動脈と肺動脈）の閉鎖音。右心不全・肺高血圧によって弁閉鎖の圧力が上昇するとⅡ音が亢進する

早期対応にはマンパワーの確保が9割

肺血栓塞栓症は呼吸・循環不全がおもな病態であり、発症後1時間以内の死亡率が非常に高いです。そのため、早期に安定化を図る必要があります。**Ⅰ型呼吸不全には純酸素投与、循環不全にはカテコラミン投与**を行い、不安定な場合は**V-A ECMO導入の準備**を開始しましょう。

どれも看護師ひとりでできることではありません。すぐに関連各所へ応援要請して**マンパワーを確保**すること、最速で診断・治療を進めるための**楔になる**ことも看護師の重要な役割なのです。

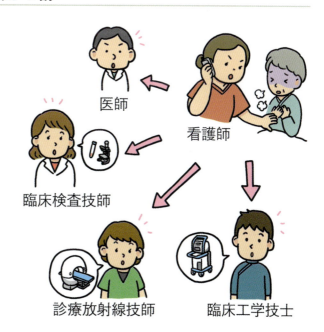

9　肺血栓塞栓症（PE）

129

引用・参考文献

1) 日本静脈学会. 肺血栓塞栓症および深部静脈血栓症の診断、治療、予防に関するガイドライン（2017 年改訂版）. https://js-phlebology.jp/wp/wp-content/uploads/2020/08/JCS2017.pdf.（2024 年 6 月閲覧）.

2) F, Lapostolle. et al. Severe pulmonary embolism associated with air travel. N Engl J Med. 345（11）, 2001, 779-83.

3) COVID-19 関連血栓症アンケート調査結果報告. 厚生労働省難治性疾患政策研究事業「血液凝固異常症等に関する研究」班日本血栓止血学会日本動脈硬化学会合同 COVID-19 関連血栓症アンケート調査チーム.

4) YJ, Suh. et al. Pulmonary Embolism and Deep Vein Thrombosis in COVID-19：A Systematic Review and Meta-Analysis. Radiology. 298（2）, 2021, E70-80.

5) 尾﨑孝平. 血液ガス・酸塩基平衡教室. 大阪, メディカ出版, 2009, 38.

（青野剛久・根本尚彦）

10 くも膜下出血

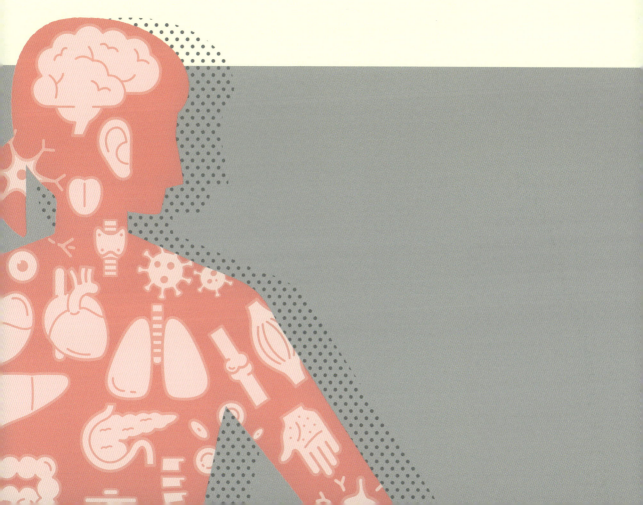

くも膜下出血の周術期トラブルは
水頭症、遅発性脳血管攣縮が9割

　くも膜下出血では、急性期外科治療後にもさまざまなトラブルが発生して致死的な状況にいたる例もしばしば起こり、術後の観察・ケアには注意を要します。この章では、くも膜下出血の根治的治療が終了した術後の ICU での看護・観察において、とくに注意すべき水頭症と遅発性脳血管攣縮について解説します。

くも膜下出血の治療のおもな流れ（脳動脈瘤破裂による場合）

急性期

根治的治療
開頭クリッピング術
血管内コイル塞栓術

急性水頭症に対する治療
脳室ドレナージ
腰椎ドレナージ
脳槽ドレナージ

※重症例では脳腫脹に対する治療（減圧開頭術）

| 発症
4 〜 14 日 |
|---|

脳血管攣縮期
・薬物療法
・血管内治療
・Triple H 療法

| 亜急性期
〜慢性期 |
|---|

慢性期水頭症に対する手術
脳室ー腹腔シャント（短絡）術
腰椎ー腹腔シャント（短絡）術
など

　表1、2 [1] はくも膜下出血の重症度の代表的な分類です。5段階に分類され、一般的にはグレードVに近づくほど重症です。

表1　Hunt & Kosnik 分類（1974）（文献1を参考に作成）

	概要
0	未破裂脳動脈瘤
I	無症候性か、最小限の頭痛および軽度の項部硬直あり
I a	急性の髄膜あるいは脳症状はないが、固定した神経学的失調がみられる
II	中等度から重篤な頭痛、項部硬直があるが、脳神経麻痺以外の神経学的失調なし
III	傾眠状態、錯乱状態、または軽度の巣症状を示す
IV	昏迷状態で、中等度から重篤な片麻痺があり、早期除脳硬直および自律神経障害をともなうこともある
V	昏睡状態で除脳硬直を示し、瀕死の様相を示す

表2　WFNS 分類（Drake ら、1988）
（文献1を参考に作成）

| | Glasgow coma scale
合計 | 主要な局所神経症状
（失語または片麻痺） |
|---|---|---|
| I | 15 | 無 |
| II | 14-13 | 無 |
| III | 14-13 | 有 |
| IV | 12-7 | |
| V | 6-3 | |

遅発性脳血管攣縮の発症時期は14日以内が9割

▼ 脳血管攣縮とは？

　脳血管攣縮はくも膜下出血の重大な予後不良因子のひとつで、**頭蓋内動脈が局所的、ときにびまん性に狭窄する病態**です。発症のメカニズムは非常に複雑で現在も研究が進められていますが、とくに問題となるのは遅発性脳血管攣縮です。**発症3〜5日にかけて始まり、発症5〜14日目がもっとも血管狭窄が強くなる**ことによって**脳梗塞**が引き起こされます。

　遅発性脳血管攣縮の発症当日と発症7日目の脳血管撮影画像（**図1**）をみると、発症7日目には黄色の丸で示した中大脳動脈が近位から遠位まで全体的に狭窄し、糸のようになってしまっているのがわかります。

　実は、くも膜下出血の脳血管攣縮期に血管撮影を行うと、軽度のものも含めると30〜70%に血管攣縮がみられますが、このうち実際に虚血症状を呈する頻度は20〜30%とされています[1]。**高度な脳血管攣縮は大型の脳梗塞を発症して重大な後遺症が残ったり、死亡したりする**など、とても予後不良です。症状を早期に検知し、「脳梗塞が起こる前に」適切な治療につなげることが非常に重要です。以下に脳血管攣縮の病態生理と治療の実際、観察のポイントを述べます。

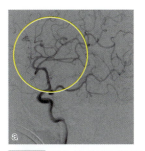 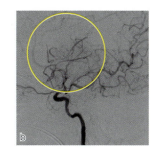

図1 脳血管造影側面像
a：発症当日、b：発症7日目、発症当日と比べて血管が全体的に狭小化

▼ くも膜下出血後の遅発性脳血管攣縮の病態

　前述のように、遅発性脳血管攣縮の病態は非常に多くの因子が複雑に関与しています。はっきりわかっていないことも多く、今も研究が進められていますが、とくに大きく関連するのはくも膜下出血によって血管外に放出された血液が分解されることによる血液分解産物や、ヘモグロビンの酸化によって生成されるオキシヘモグロビンという物質です。

　これらが、血管の収縮を引き起こすエンドセリンという物質の放出を助長したり、脳血管を拡張させる一酸化窒素（nitric oxide：NO）の減少を引き起こしたりすることが脳血管攣縮の一因とされています。

遅発性脳血管攣縮の治療は
薬物治療と脳血管内治療が9割

遅発性脳血管攣縮の治療

遅発性脳血管攣縮の治療は、くも膜下出血の予後に直結するので非常に大切です。ここでは、多数の研究のなかから根拠があるものとして『脳卒中治療ガイドライン2021』[2] に掲載されたものを中心に解説します。

脳槽ドレナージによる脳底槽内のくも膜下出血の早期除去

遅発性脳血管攣縮の重症度と血管周囲の血腫量は相関があるといわれています[3]。簡単にいえば、動脈の周囲に血腫が多いほど、脳血管攣縮が生じるリスクが高いということです。このため、治療としてまず大切なのは、脳底槽に貯留したくも膜下出血を早期にできるかぎり除去することです。これには、後述する腰椎ドレーンや脳槽ドレーンが大きな役割を果たします。

薬物療法

遅発性脳血管攣縮の治療として必須ともいえるのが薬物療法です。塩酸ファスジル、オザグレルナトリウム、クラゾセンタンの3種の薬剤が状況に応じて使用されます（**表3**）。オザグレルナトリウムには抗血小板作用があり、脳梗塞の治療薬としても使われます。

表3 脳血管攣縮に対して使用されるおもな薬剤

薬剤	作用機序
塩酸ファスジル	Rhoキナーゼとよばれる血管平滑筋の収縮を起こす酵素を阻害することによって効果を発揮する
オザグレルナトリウム	血管収縮物質であるトロンボキサンA2合成を行う酵素を阻害することによって効果を発揮する
クラゾセンタン ※2022年4月に販売開始された比較的新しい薬剤	血管内皮から産生されるエンドセリン-1は、血管平滑筋に発現するエンドセリン受容体に結合して強力な血管収縮作用を発揮する。この受容体への結合を阻害することによって作用を発揮する

▶ Triple H 療法

循環血液量増加（hypervolemia）、血液希釈（hemodilution）、人為的高血圧（hypertension）の頭文字をとって triple H 療法とよばれます。Triple H 療法は、とくに重症例で行われることがありますが、脳循環の改善には有用であるものの、臨床アウトカムの改善、遅発性虚血性脳障害予防に有効であるとするエビデンスは得られていません[2]。

▶ 脳血管内治療

脳血管内治療は、実際の現場では頻繁に行われます。ほとんどの場合、カテーテルを用いた塩酸ファスジルの頭蓋内動脈内投与が行われますが、主幹動脈という太い動脈の攣縮が高度である場合にはバルーンを用いた血管形成術を行う例もあります（図2）。

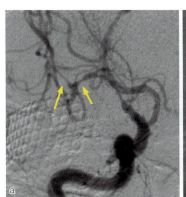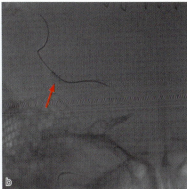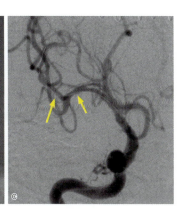

図2 脳血管内治療の実際（発症7日目）
a：右中大脳動脈に高度血管攣縮がみられる（黄色矢印）、b：塩酸ファスジル動注、バルーンによる経皮的血管形成術（赤矢印）を行う、c：術後、血管攣縮が改善した（黄色矢印）

看護・観察のポイント

遅発性脳血管攣縮は、頭蓋内主幹動脈の攣縮と狭窄によって起こる脳梗塞が問題です。したがってICUでの観察は、脳梗塞の患者さんの神経学的診察・観察と似ています。しかし、**通常の脳梗塞や脳出血とは異なり、脳主幹動脈に多発的に脳血管攣縮を生じる例も多く、明瞭な巣症状（片麻痺や失語）が出現するとは限りません。ぼんやりしている、活気がないといった非特異的な症状も少なくないことに注意しましょう。**

遅発性脳血管攣縮を疑った場合は、すみやかに医師に報告し、医師は脳血管の画像評価を行って治療の必要性を判断しなくてはなりません。患者さんをよく観察して疑うことが大切です。

くも膜下出血後水頭症の看護はドレーン管理が9割

水頭症の理解に必要な髄液循環の基礎知識

　脳脊髄液はおもに脳室内部にある脈絡叢で産生されます。側脳室、第三脳室、中脳水道を通過して脳幹背側の第四脳室にいたり、小脳下部のルシュカ孔、マジャンディー孔から脳外に出て、脳脊髄の周囲を循環しながら、硬膜に存在するくも膜顆粒や静脈系、リンパ系から吸収されるとされています。しかし、産生・吸収のメカニズムには諸説あり、実ははっきりわかっていません。

　脳脊髄液は1時間に約20mL、1日に約500mL産生されますが、頭蓋内に常に存在するのは約150mLです。このため、計算上は1日に3回ほど入れ替わっていることになります。

　また、正常な状態の脳脊髄液圧を知っておくことは大切です。一般的には**側臥位の状態で、15～18cmH₂O**とされています。

　水頭症は、この髄液循環が障害されることによって頭蓋内に脳脊髄液が過剰に貯留し、脳室の拡大、頭蓋内圧上昇による脳の機能障害を引き起こす状態をいいます。水頭症は交通性水頭症、非交通性水頭症（閉塞性水頭症）に分けられます（**表4**）[1]。

表4　水頭症の種類 (文献1を参考に作成)

非交通性水頭症	脳室内が血腫で閉塞している、または脳の腫脹によって脳室の一部が圧排され、「脳室内の髄液の通路が閉塞している」タイプ（図3）
交通性水頭症	「脳室内の髄液の通路が閉塞していない」タイプ。髄液の吸収障害が原因で、おもにSAH慢性期の水頭症が該当する（図4）

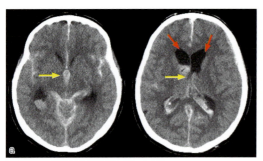 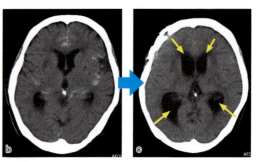

図3　水頭症発症当日のCT画像
右モンロー孔、第三脳室が血腫で閉塞し（黄矢印）、両側脳室の前角が拡大（赤矢印）。

図4　発症直後（b）と発症30日目（c）の比較
脳室内には障害物がないのに両側脳室が拡大（黄矢印）。

ドレーン管理は種類、特徴、構造を理解することが大切

水頭症で用いるドレーンの管理はとても重要です。ドレーンの構造を理解し、さまざまなトラブルに対応するには経験も必要ですが、ドレーンの種類と特徴、用途など必要な事項をしっかり押さえておきましょう（表5）。

表5 ドレーンの種類と特徴

ドレーンの種類	特徴、用途
脳室ドレーン	非交通性水頭症の治療手段として使用される。脳室内に留置されるため、**脳底槽に貯留する SAH の排液には向いていない**
腰椎ドレーン	第 3/4 または第 4/5 腰椎間から挿入される。**SAH の排液目的で使用**されることが多い。**非交通性水頭症の場合には原則として禁忌**
脳槽ドレーン	通常は開頭クリッピング術中に脳底槽に留置。どちらかといえば SAH の排液目的として使用する

▶ ドレーンの構造

表5 で示した3つのドレーンは**開放式ドレーン**とよばれ、「**排液口が大気中に開放された**」ドレーンです。前述のように、脳脊髄液圧は正常なら 15～18cmH₂O です。これは、たとえば普段は閉鎖されている頭の中に脳室ドレーンを入れて大気中に開放した場合、液面の高さが 15～18cm に達することを意味しています。図5 は臨床でよく使用される脳室ドレーンと腰椎ドレーンの構造の一例です。排液部はサイフォンと呼ばれる杖型の構造になっており、**外耳孔の高さを0として、液面すなわち髄液圧は通常は排液口（円板がある場合は円板）の高さで測定**します。周囲を囲っている

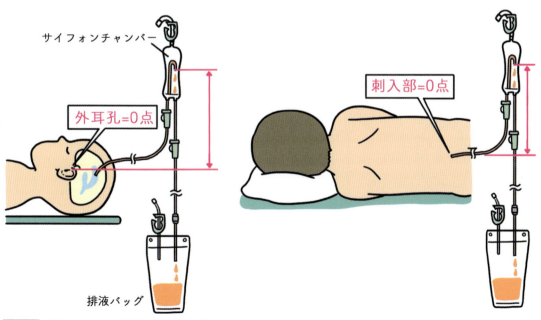

図5 脳室ドレーンと腰椎ドレーンの構造の一例

のは、ドレーン排液部を清潔に保つためです。そして、この空間を大気と同じ圧力にするために、サイフォン部と排液バッグの両者にフィルターという空気孔が設けられています。**これを開放してはじめて、ドレーン排液部が大気中と同じ圧力になる**わけです。

ドレーンの設定

このようにして「大気中に開放された」ドレーンは、高さによって排液量を調節します。

すなわち、設定した排液口の高さを髄液の液面が越えたときだけ排液されます。一定時間ごとに排液量を確認しながら、高さを上下し、排液量を適量に調節しています。排液が少ないと判断した場合はドレーンの高さを下げて出やすくし、排液量が多い場合には高さを上げて出にくくします。排液量で調節するのではなく、高さを一定に固定して、それを越えたときだけ排液されるように安全弁として利用することもあります。

ドレーンの開放・クランプに関連する重大なトラブル

大気中に開放されていない状態での髄液圧は信頼できないばかりか、開放されていない状態で排液を開始すると、本来排液できる髄液が排液できなかったり、あるいは過剰排液（オーバードレナージ）という致命的なトラブルにつながります。看護処置時や移動時のフィルタークランプの開け忘れ、閉め忘れにはとくに注意が必要です。また、空気孔のフィルターが髄液で汚染されると外部との交通が遮断されて大気圧が反映されなくなる場合があり、交換が必要です。開放式ドレーンの設定は正しく行うようにしましょう（図6）[4]。

とくに、腰椎ドレーンは患者さんの状況によっては髄液圧を正確に反映しないことも多いため、

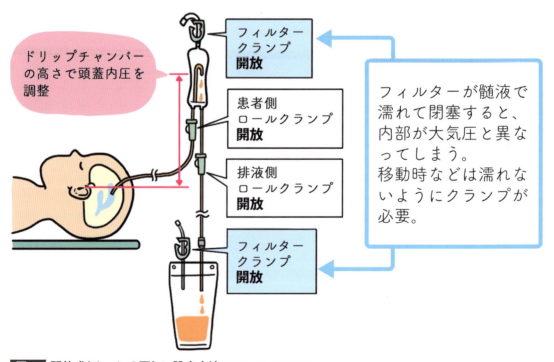

図6　開放式ドレーンの正しい設定方法（文献4をもとに作成）

腰椎ドレーンを髄液圧の評価に用いるのは慎重であるべきです。

看護・観察のポイント

症例ごとに水頭症が進行する速度はさまざまです。なかには、**水頭症の進行によってわずか数時間の間に脳ヘルニアから呼吸停止、循環停止にいたる可能性もあるため、常に留意する必要があります。**

くも膜下出血の水頭症の看護・観察にとっては、脳脊髄液の基礎知識に加えて、水頭症の治療に使用される各種ドレーンの構造や理解が不可欠です。ドレーンの閉塞や過剰排液（オーバードレナージ）はいずれも患者さんの生命にかかわることを念頭におくことが大切です。

くも膜下出血患者の観察は脳の解剖生理が9割

くも膜下出血の発症率は日本が世界一高い

日本でのくも膜下出血（以下：SAH）の発症頻度は、以前よりは減少しているものの世界一高く、欧米人に比して約3倍の発生率であると報告されています[5]。要因としては、高齢化や高齢女性のエストロゲン枯渇の関与などのほか、体内細菌叢の関連性についても研究が進められています。

SAH は重篤な状態に陥りやすく、約50％の患者さんが破裂と同時に死亡または昏睡状態になります。病院に搬入されて治療を受けても社会復帰できるのはその半分という報告もあり[2]、看護師は患者さんの身体管理のみならず、患者さんの家族の精神的サポート、そして回復後の社会的支援も視野に入れて介入することが求められます。

まずは再破裂予防が最優先！

SAH は「今までに経験したことがない」「頭をハンマーで殴られたような」と表現される非常に強い頭痛を自覚し、悪心・嘔吐・意識障害をともなう場合もあります。出血がくも膜下腔だけではなく脳実質にもいたる血腫形成型のくも膜下出血とよばれるケースもあります。

SAH の術後もっとも恐れるべき合併症は"再破裂（再出血）"です（**図7**）。再破裂は SAH における最大の予後不良因子であり、発症24時間以内、とくに6時間以内に多いとされています。発生すると致命的な状態になることも少なくないため、看護師は頭痛の発症時間や程度について関係者からも情報を集め、発症後の経過と症状の変化を把握することが重要です。

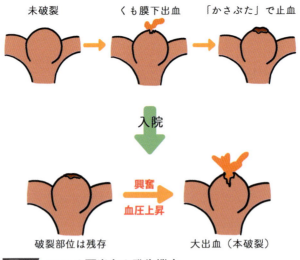

図7　SAHの再出血の発生機序

薬物と非薬物の両輪でケアする

　再破裂の予防を目的とした看護は、大きく2つあります。

血圧管理・呼吸評価

　脳動脈瘤の再破裂と頭蓋内圧（ICP）亢進予防が目的です。施設ごとのプロトコル、重症度（グレード）によって医師が提示する血圧管理の幅は多少異なります。

　血圧上昇はICPを容易に上昇させ、結果的に脳ヘルニアをきたした場合には脳幹を圧排します。ICPが上昇すると脳灌流圧が低下して脳虚血にもつながり、呼吸に影響を及ぼします。呼吸状態の観察とともに、血圧上昇をきたす要因（光や音の刺激、精神的動揺、疼痛など）をアセスメントし、鎮痛・鎮静・降圧薬の投与と非薬物療法で降圧しましょう。

鎮痛と鎮静

　必要な処置（NGチューブ、尿カテーテル、末梢ルートの挿入や更衣・移乗など）の際にはかならず鎮痛と鎮静を行い、血圧を上昇させる要因を除去します。脳卒中患者さんのなかには意識障害によって安静を保てない場合や、意識清明であっても精神的動揺によって血圧上昇をきたします。

　鎮痛薬はフェンタニル、ソセゴン、レペタンなどを使用しますが、オピオイドとソセゴンは拮抗作用が起こるため、同時に投与してはいけません。また、レペタンはICPの上昇をきたす恐れがあり、注意が必要です。それぞれの鎮痛薬の違いを理解しておきましょう。

　鎮静薬とともに筋弛緩薬も使用することがよくあります。施設によって使用薬は異なるでしょうが、SAH患者さんを看護するうえで日ごろから使用する薬剤の把握は必須です。

くも膜下出血患者の症状理解は脳の解剖生理が9割

SAHは脳神経系以外にも多様な臓器にストレスをかける

　無事に再破裂なく手術を終えても、SAHの術後には多様な合併症リスクがあります。SAH特有の合併症として代表的なものに術後3日目以降からの脳血管攣縮（スパズム）による脳梗塞、水頭症、ドレーン挿入後の髄膜炎などがあります。また、神経原性の肺水腫やたこつぼ型心筋症などを認めることもあります。つまり、SAHはそれほど脳神経系以外の臓器にも強いストレスをかけ、全身のフィジカルアセスメントが求められる疾病なのです。

破裂部位の解剖生理は異常の早期発見に必須

　SAHの多くは脳動脈瘤の破裂によるものです。好発部位としては、前交通動脈（A-com）、内頚動脈後交通動脈分岐部（IC-PC）、中大脳動脈分岐部（MCA）が挙げられます。

　SAH患者さんの異常を早期発見するためには、脳動脈が脳のどの領域を栄養血管として支配しているのか（図8）、その領域に損傷や病変がある場合はどんな高次脳機能障害が起こるのか（図9）という点を理解しておく必要があります。

　脳卒中の患者さんは、左右の血管のどちらに異常があるかによって機能障害が異なるのが特徴的といえます。たとえば、左の血管の病変では言語表出、側頭葉では言語理解に障害が起こります。しかし右の血管の病変やスパズムであれば、そのような症状は認められにくいと考えられます。

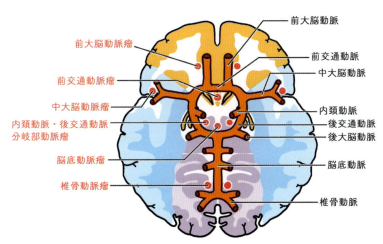

図8 脳の支配領域と栄養血管

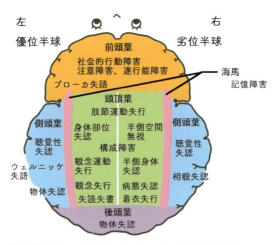

図9 脳の障害箇所による高次脳機能障害

スパズムの落とし穴〜機能障害だけで評価しない〜

　SAHのスパズム期では、術後の経過を踏まえて異常の早期発見に努め、医師との連携によって迅速な治療を行って脳梗塞を予防することが重要です。看護師は神経微候の変化を見落とさないことが求められます。

　しかし、スパズムの症状は麻痺や失語・失認・失行など明らかに病巣に沿うもの（高次脳機能障害）から、ぼんやりしている・活気がないなど、不明瞭なものまでさまざまです（p.146参照）。また、重症の場合や鎮静中に、症状やバイタルサインからスパズムの徴候を発見するのは、ベテランの看護師であっても非常に高いアセスメントスキルが必要になります。

　とくに、非特異的な症状の場合、ICUでは低活動せん妄やPICS（p.38参照）に関連する"精神機能障害"との判断に迷うこともよくあります。そのなかで神経集中治療分野にかかわる看護師がスパズムを早期発見するためにもっとも必要なことは、**神経徴候の変化に着目するだけでなく、「なにか変じゃない？」「これって本当に活気がないだけ？」など、患者さんの変化についてスパズムを疑う**ことです。そして、疑わしい場合には医師に迅速に報告し、早期にスパズムの有無を評価できるようにしましょう。

くも膜下出血患者の社会復帰に向けた取り組みは多職種連携が9割

注意すべきSAHの多様な合併症

水頭症

くも膜下腔に血液が流れ込み、くも膜下腔を循環する髄液の流れが滞ることで脳を圧迫して種々の症状をきたします。

神経集中治療中の急性水頭症にはドレーンを挿入して髄液を体外に流出させることで頭蓋内圧をコントロールします（観察ポイントはp.139参照）。

SAHの病態が落ち着いた後、慢性期に水頭症をきたしている場合には髄液の循環を改善させるため、腹腔などの体内に髄液を流して吸収させるシャント術を行います（図10）。

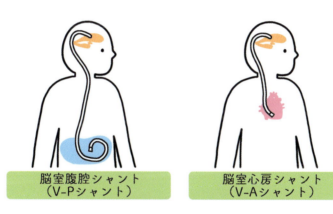
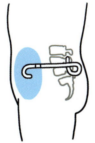

図10 シャント術

▶ 電解質バランスの異常

SAH では低ナトリウム血症をきたす病態がしばしば現れますが、なかでもナトリウムが水分とともに尿として排泄されて脱水と低ナトリウム血症をきたす**中枢性塩類喪失症候群（CSWS）**と、抗利尿ホルモンが高濃度または過分泌によって水が腎臓尿細管からたえず再吸収される**抗利尿ホルモン不適合分泌症候群（SIADH）**が鑑別に挙げられます。

どちらも低ナトリウム血症をきたしますが、CSWS では水分補充、SIADH では水分制限を行います。CSWS 患者に水分を制限すると脳虚血の進行が高まるリスクがあります。2つの病態について理解しておきましょう。

■ 社会復帰に向けた取り組みは術後早期に多職種と行う

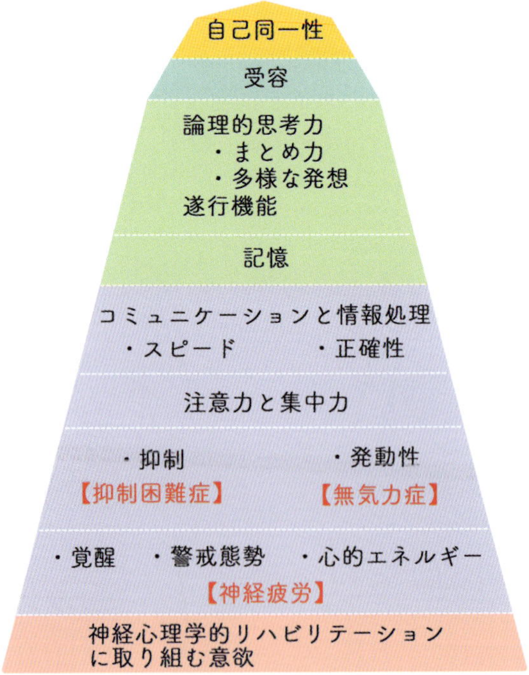

図11 **神経心理ピラミッド**（立神粧子．"神経心理ピラミッドと前頭葉機能不全"．前頭葉機能不全その先の戦略．東京，医学書院，2010，59．より転載）

SAH は術前から術直後、スパズム期が終わる 14 日目まで変化を見落とさないようにしなければなりませんが、術後に鎮静を中止した後にこそ、その患者さんの高次脳機能障害の全貌がみえてきます。

高次脳機能障害を理解するモデルには、ニューヨーク大学医療センターRusk 研究所で用いられる神経心理ピラミッドがあります（**図11**）。個々の階層はそれぞれ独立しながらもたがいに関連して影響を及ぼすとされますが、重要なことは**上位の階層は下位の機能が働いてこそ機能する**という

点です。

　看護師は機能障害・症状増悪の予防を念頭に置いて早期からリハビリテーション（以下、リハビリ）を開始できるよう準備する必要がありますが、これは患者さんの機能障害ばかりに目を向けていては成り立ちません。高次脳機能障害の患者さんは、今までのようにできなくなった自分に気付き、プライド、生きがい、社会的役割など大きな喪失を体験し、自己効力感を低下させる可能性があるのです。

　脳卒中患者さんに対しては、障害への支援だけでなく成功体験を積み重ねられるようなかかわりが必要です。多職種で患者さんの未来を予測し、状態に合わせて患者さんや家族と話し合いを重ねながら社会復帰をサポートします。神経集中治療中からこれらの支援を行うことが一般病棟でのリハビリの進捗状況にも影響し、社会復帰・在宅生活の実現につながるのです。

引用・参考文献

1）　太田富雄編. 脳神経外科学　改訂 11 版. 京都, 金芳堂, 2012, 787-801, 1783-8, 1794-7.

2）　日本脳卒中学会 脳卒中治療ガイドライン委員会. 脳卒中治療ガイドライン 2021. 東京, 協和企画, 2022, 320p.

3）　Weir, B. et al. Etiology of cerebral vasospasm. Acta Neurochir suppl. 72, 1999, 27-46.

4）　医薬品医療機器総合機構 HP. https://www.pmda.go.jp/files/000221682.pdf, （2024 年 12 月参照）.

5）　井川房夫ほか. くも膜下出血の疫学と転帰. 島根県立中央病院医学雑誌. 47, 2022.

6）　立神粧子. "神経心理ピラミッドと前頭葉機能不全". 前頭葉機能不全その先の戦略. 東京, 医学書院, 2010, 59.

7）　Peterson, JF. et al. Delirium and its motoric subtypes：a study of 614 critically ill patients. J Am Geriatr Soc. 54 (3), 2006, 479-84.

（白石朱美・梶川隆一郎）

病態生理では語れない1割のハナシ

予後不良の予防はスパズム期のせん妄予防が9割

脳卒中患者さんにかかわるうえで必須の知識「せん妄」

　せん妄とは中枢神経系の脆弱性があるなかで、身体・環境的な負荷が加わって脳の機能的な破綻をきたすもので、いわゆる「急性の脳不全状態」とも考えられます。脳卒中患者さんをケアする看護師はせん妄の知識を持ち、予防策を講じる必要があります。

低活動型せん妄に注意

　文献・論文によって差があるものの、せん妄の30～60％が見過ごされている可能性があるといわれています[1]。とくに注意しなければならないのは**低活動型せん妄**です。実は、せん妄の多くは低活動症状として活動量、行動・思考・会話の速度、覚醒の低下や無気力が挙げられます。これらはスパズム期の非特異性の症状にも類似しているため、安易にせん妄と決めつけないようにしましょう。

せん妄の発症リスクとなる3大因子

　せん妄は準備・直接・促進因子がそろった状態で発生します。準備因子には**脳の器質的な病変**が挙げられます。つまり、多くの脳卒中患者さんは、せん妄を発症した時点で準備・直接因子に該当し、発症のリスクを持っていたということになります。脳卒中の程度が軽かったり意識レベルが良好であっても、せん妄を生じる可能性が高いことを理解し、予防を念頭にケアに取り組みましょう。

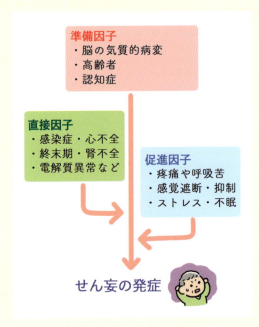

せん妄対策のプロは院内に多くいる〜チーム医療の必要性〜

　臨床で非常に多く認め、ケアに難渋することも多いせん妄を予防するには、チームで連携することが必要です。たとえば薬剤性のせん妄については薬剤師の介入が、嚥下障害や低栄養・急性電解質異常を認める患者さんには栄養士や言語聴覚士（ST）の介入が効果的です。もちろん早期の離床活動もせん妄予防には効果的であり、理学・作業療法士（PT・OT）とも連携しましょう。

　せん妄予防はむずかしいように感じますが、認定看護師（CN）・専門看護師（CNS）のなかにはせん妄の学習を積んだスタッフが多くいます。たとえば、クリティカルケア認定看護師、急性・重症患者看護専門看護師がPICSを学んだように、高齢者や認知症看護、がん看護、脳卒中看護、精神看護ほか、多くのCN、CNSが教育機関でせん妄を学んでいます。入院患者のせん妄予防と早期離脱は、看護師にとってそのぐらい必要なケアであるということです。

　せん妄ケアは3大因子に焦点を当てて、誘発因子の除去が優先されなければなりません。それぞれの患者さんのせん妄の因子をアセスメントし、多くのせん妄ケアのプロフェッショナルや他職種と協働して予防することを意識しましょう。

引用・参考文献
1）　小川朝生ほか. DELTAプログラムによるせん妄対策. 東京, 医学書院, 2019.

（白石朱美）

11 脳梗塞

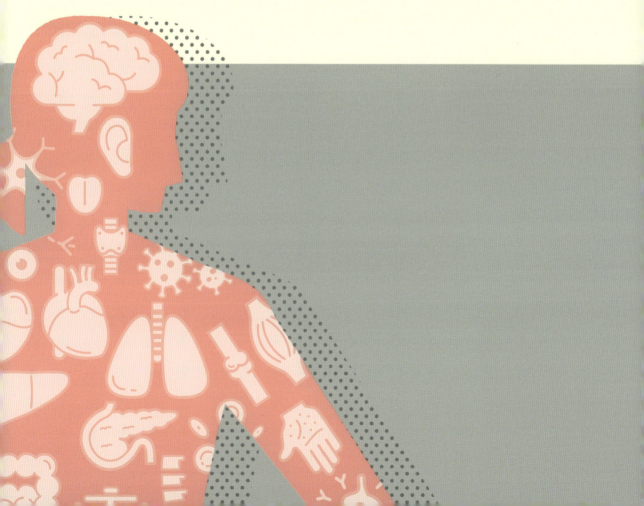

脳梗塞は脳卒中の9割（7割5分）

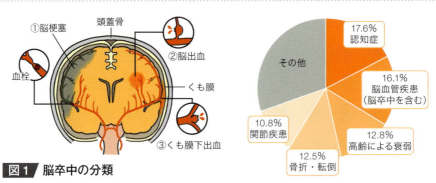

図1 脳卒中の分類

図2 介護が必要になった原因とその割合（2019年国民生活基礎調査、厚生労働省）

　脳卒中とは、脳の血液循環に障害をきたし、症状を引き起こす病態の総称で、脳梗塞、脳出血、くも膜下出血があります（図1）。

　脳卒中は日本人の死因の第4位を占めます。また、生存者にもしばしば重篤な後遺症が残ります。寝たきりなど、要介護者となった原因の16％以上を占め（図2）、高齢化とともに、患者数の増加が予測されています。また、国民医療費の1割を占めていることもあり、2018年12月10日に「健康寿命の延伸などを図るための脳卒中、心臓病その他の循環器病に係る対策に関する基本法」（**脳卒中・循環器病対策基本法**）が可決成立し、脳卒中に対して患者、医療者、行政が一体となって取り組んでいくことが求められています。

　この章では脳卒中の大半を占める脳梗塞について病態生理から示すとともに、必要な看護ケアについて解説します。

脳梗塞は3タイプで9割

　脳梗塞とは脳の血管が詰まったり、細くなったりして血流が途絶え、十分な酸素やエネルギーが供給されず脳細胞が壊死してしまう病気です。

　おもに3タイプに分類することができます（図3）。

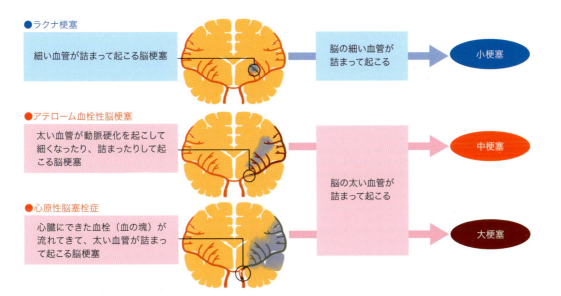

図3 脳梗塞の3タイプ

　脳の血管が詰まる原因としては、動脈硬化で細くなった血管につまる場合（ラクナ梗塞）、血管にコレステロールが溜まった結果、そこの血の塊ができて詰まる場合（アテローム血栓性脳梗塞）、心臓などほかの部位でつくられた血の塊が血流によって流れてきて詰まる場合（心原性脳塞栓症）があります。

ラクナ梗塞

　脳を養う太い血管から分岐する穿通枝（0.9mm以下の細い血管）の血管壁が高血圧によって厚くなったり、壊死を起こすことで、血管の内腔が狭くなり、そこに血の塊が詰まります（図4）。

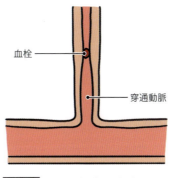

図4 ラクナ梗塞の機序

アテローム血栓性脳梗塞

脳を養う太い血管が動脈硬化や血液中のコレステロールが溜まることで狭くなり、そこに血の塊ができ、詰まります（図5）。

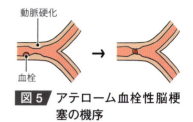

図5 アテローム血栓性脳梗塞の機序

心原性脳塞栓症

心房細動などの心臓病により、心臓で作られた血の塊が流れてきて詰まります（図6）。

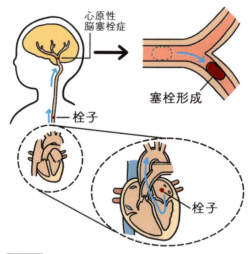

図6 心原性脳塞栓症の機序

一過性脳虚血発作

脳梗塞には分類されないですが、一過性脳虚血発作（TIA）の病態も理解しておきましょう。

一過性の脳虚血に伴い、短時間のみ神経症状が生じ、通常24時間以内に症状が消失する病態です（図7）。症状が改善するため見逃されがちですが、早期に完成型脳梗塞を発症するリスクが高いことがわかっています（TIA発症後90日以内に15～20%、半数が2日以内）。そのため迅速かつ適切な診断・治療が必要で、見逃してはいけません。

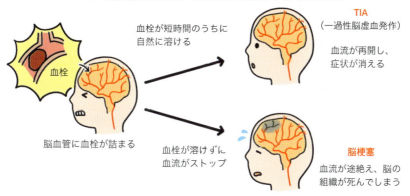

図7　一過性脳虚血発作の機序

脳梗塞の症状は障害を受けた脳領域の理解が9割

　脳がダメージを受けた場合、その部位に一致した神経症状が現れます（図8）。筋力低下、麻痺、感覚障害、発話困難、錯乱、視覚障害、めまい、バランス障害と協調運動障害などがみられます。診断はおもに症状や画像検査にて行われます。症状がどの程度回復するかは、脳損傷の場所と程度、年齢、ほかの病気の有無など多くの要因によって変わります。

　脳から出る神経は途中で交叉して身体の反対側の部位とつながっているため、大脳半球の脳卒中では、症状は通常脳組織の損傷とは反対側に現れます（図9）。

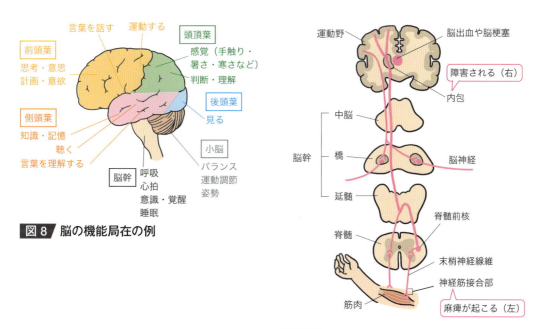

図8　脳の機能局在の例

図9　神経の通路

脳梗塞は脳血管解剖の理解が9割

脳への血液は2対の太い動脈を通って運ばれます（図10）。

①内頸動脈：心臓から出た血液を首の前側に沿って運びます

②椎骨動脈：心臓から出た血液を首の後面に沿って運びます

左右の椎骨動脈は頭蓋内で合流して、脳底動脈となります。

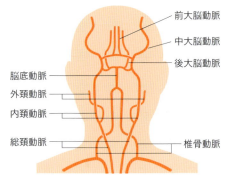

図10 内頸動脈と椎骨動脈

ウィリス動脈輪

内頸動脈と脳底動脈は、つながって輪（ウィリス動脈輪）になります。椎骨動脈と内頸動脈はこのウィリス動脈輪でつながっています（図11）。

脳のさまざまな場所へ血液を均等に分配する機能があり、仮に動脈が1本閉塞したとしても、ほかの血管から脳内に血液が流れるように作用します。

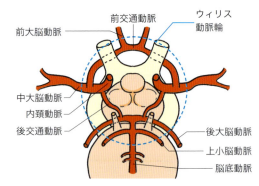

図11 ウィリス動脈輪

脳梗塞診断は症状と画像検査で9割

脳梗塞の診断は、患者さんの症状と画像検査で確定します。症状から脳梗塞が疑われた場合、すみやかに頭部CTやMRIなどにて画像診断を行います。

脳梗塞 CT

急性期脳梗塞は CT でわかりにくいこともあります。CT は急性期において出血の判断に有用です。CT で経時的に脳梗塞巣は低吸収域（黒）に移行していきます（図12）。

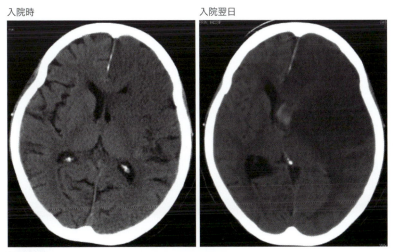

図12 左前頭側頭葉脳梗塞の CT 画像

造影 CT での脳血流灌流評価（CT angiography、CT Perfusion）

CT angiography、Perfusion 画像は造影剤を用いることにより主幹動脈の狭窄および閉塞などの血流異常を早期にとらえることができます（図13）。とくに急性期脳梗塞の病態診断を迅速・簡便に行うことができます。

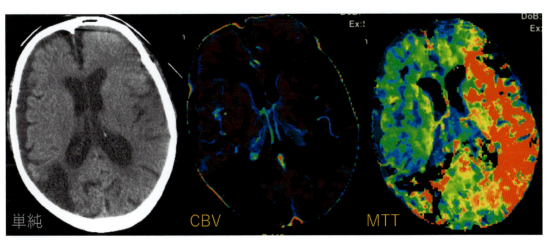

図13 単純 CT と Perfusion 画像

脳梗塞 MRI

MRI は磁場を発生させて検査するため時間がかかりますが、より詳しい診断を得ることができます。MRI の中で拡散強調画像（DWI）は脳梗塞の検出に優れ、より確実な診断ができます。新しい脳梗塞は DWI にて高信号（白）となります（図14）。MRI は同時に血管評価（MRA）を行うことも可能です。

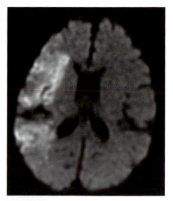

図14　MRI 拡散強調画像

救急搬送時に頭部 CT か MRI か

病院に到着した時点では、脳出血も疑われていることが多いです。脳出血も一刻を争う病気ですので、検査時間が MRI 検査よりはるかに短く、脳出血の描出において MRI 検査よりも優れている CT 検査がまず行われます。頭部 CT にて出血が否定されれば、そのまま造影 CT あるいは MRI を行います。

脳血管撮影

脳血管造影検査は、カテーテルと呼ばれる細い管を足の付け根の血管から挿入して造影剤を流入し、血管を直接写します（図15）。

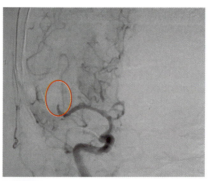

図15　右中大脳動脈閉塞の脳血管撮影画像

看護・観察のポイント

重度の脳梗塞では、脳が腫れて頭蓋内圧力が上昇します。この圧力によって頭蓋内で脳が側方または下方に押され、脳の各部分を仕切っている構造物のすき間から脳が押し出される病態を脳ヘルニアといいます。

圧力の上昇は、脳幹の意識や呼吸を制御している領域にも影響を及ぼします。脳ヘルニアが起こると、意識喪失、昏睡、不規則な呼吸などがみられ、死に至ることもあり危険な状態です。

ほとんどの脳卒中では、機能喪失が最も大きいのは発症直後です。しかし、脳梗塞の約15〜20％では脳卒中が進行し、1〜2日後に機能喪失が最大になることもあります。脳梗塞術後は意識障害などを含め、神経学的症状の変動がないかどうか注意しましょう。症状悪化があればすみやかに対応する必要があります。

脳梗塞急性期の治療は時間勝負が9割

脳梗塞の治療は時間との勝負で、"time is brain"と言われます。血管が閉塞してから脳細胞壊死までは分単位で進行し、数時間経過すると血流が行かなくなった領域のほとんどの脳細胞が壊死してしまいます。そのため発症から1秒でも早く治療を行うことが後遺症の程度に大きく影響します（図16）。

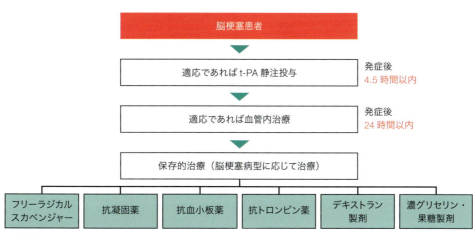

図16 脳梗塞患者の治療の流れ

脳梗塞の治療は病型診断に基づき、その病型にあった治療が選択されます（**表1**）。そのため病型診断は非常に重要となります。

表1 脳梗塞の病型と治療の種類

治療	ラクナ梗塞	アテローム血栓性脳梗塞	心原性脳塞栓症
t-PA	○	○	○
外科的治療・血管内治療	×	○	○
フリーラジカルスカベンジャー ※脳を保護する薬	○	○	○
抗血小板薬（注射）	○	○	×
抗トロンビン薬	×	○	×
抗凝固薬（注射）	○	○	○
抗血小板薬（経口）	○	○	×
抗凝固薬（経口）	○（心房細動合併時など）	○（心房細動合併時など）	○
デキストラン製剤	○	○	×
濃グリセリン・果糖製剤	×	○	○

組織プラスミノーゲンアクチベーター

発症4.5時間以内（超急性期）に治療が開始できる患者さんで適応基準を満たしていれば、組織プラスミノーゲンアクチベーターを使った経静脈的血栓溶解療法（t-PA静注療法、**図17**）を行います。

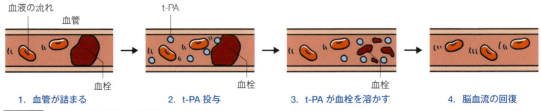

図17 t-PA静注療法の機序

脳血栓回収療法（血管内治療）

　急性期脳卒中治療において、近年カテーテルの性能が向上したことで脳梗塞の予後改善が期待できるようになりました。心原性脳塞栓症など、頭蓋内血管にもともと異常がなくほかの部位から飛んできた血栓が頭蓋内の血管に突然詰まった場合は、8～9割程度が再開通できます。しかし、この治療も閉塞した末梢の脳がまだ生き残っている場合のみ有効で、時間勝負です（図18）。

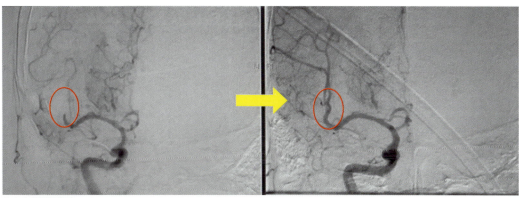
右中大脳動脈閉塞

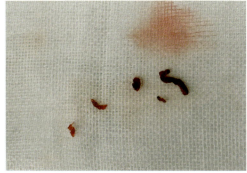
回収された血栓

図18 脳血栓回収療法の実際

血管吻合術（バイパス術）

詰まった脳血管の先の血管に頭皮を走る浅側頭動脈をはがしてつなぐ手術です。つないだ血管から血流があらたに確保できるため、脳梗塞の再発を抑えることができます（図19）。

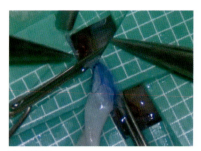

図19 実際の吻合

頸部内頸動脈内膜剥離術

頸部内頸動脈に狭窄を認める場合、その狭窄の原因となっているプラークを外科的に取り除き（図20）、再発予防を行います。

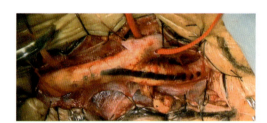

図20 プラーク摘出後の内頸動脈

頸動脈ステント留置術（血管内治療）

金属製のメッシュ状の筒を狭窄部に留置して広げる治療です。脳梗塞の原因となる病巣を金属で覆って広げることで再発を抑えます（図21）。

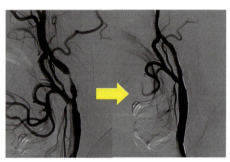

図21 ステント留置前後の内頸動脈

Column

脳梗塞回復期・生活期の治療が寝たきりを防ぐ

一部の脳細胞が壊死しても、周囲の脳細胞はストレスを受けただけで回復できます。また、脳卒中で損傷を受けた領域が受けもっていた機能を、脳の別の部分が代行できるようになる場合もあります。このため数日〜数カ月かけて一部の

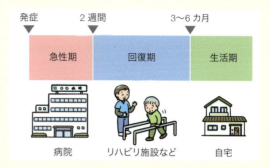

機能が回復することがあります。リハビリテーションはこの機能改善に有用です。

脳梗塞のさまざまな合併症

脳梗塞ではさまざまな合併症があり得ます。嚥下障害にともない、誤嚥性肺炎や低栄養、脱水をきたす可能性があります。長期間の臥床により褥瘡、拘縮、深部静脈血栓症などの問題が生じます。下肢深部静脈血栓症は肺塞栓症を引き起こします。尿失禁があると、尿路感染症が起こる可能性が高くなります。記憶、思考、注意力、学習能力、感情の制御など、さまざまな問題が残ることもあり、抑うつ、聴覚障害、視覚障害、回転性めまいなどが続くこともあります。

亜急性期・慢性期の治療は、脳卒中再発予防と回復期リハビリテーションが主になります。急性期治療を迅速かつ十分に行い、亜急性期・慢性期治療につなげることが最終的な最大限の治療効果につながります。

肺炎は脳卒中の主要な合併症の1つであり、脳卒中後の嚥下障害や誤嚥は肺炎のリスクを高めます

肺炎は脳卒中の主要な合併症の1つです

再発 / 認知症 / うつ病 / 自覚症状 / 脳卒中 / 神経徴候 / 呼吸器感染症（肺炎）

脳卒中後の肺炎リスク
● 嚥下障害があると　　3.17倍
● 誤嚥があると　　　　11.56倍

血行再建術後の悪化予防は出血性合併症と再灌流障害が9割

出血性合併症と再灌流障害の早期発見と対応

　発症早期の脳梗塞に対し、経静脈的血栓溶解療法に追加して、発症から6時間以内に機械的血栓回収療法を開始することが勧められています[1]。6時間を経過した場合でも、発症24時間以内では神経徴候と画像診断をもとに治療適応が判断され、機械的血栓回収療法が行われます[1]。

　経静脈的血栓溶解療法と機械的血栓回収療法（血行再建術）後には、出血性梗塞などの頭蓋内出血や治療後の再梗塞が起こる可能性があります。とくに心原性脳塞栓症では起こりやすいとされています。再梗塞が起これば いったん軽快、消失していた麻痺などの脳卒中症状や意識障害が出現したり、悪化したりすることが考えられます。出血性合併症や再灌流障害の初期は頭痛を訴えたり、バイタルサインが変化することがあるので、血行再建術後は適切な間隔でバイタルサインを測定し、その変化に注意しましょう。頭痛や血圧高値が続く場合、出血性合併症や再灌流障害が増悪する危険性が高くなります（表2）。

　加えて神経学的所見を厳重に観察します。所見の悪化や新規症状の発現があれば画像診断を実施する可能性が高いため、すぐに医師に報告します。再梗塞と判断されれば、血行再建術が再度行われる可能性があります。治療開始を視野に入れ、観察と準備を行いましょう。

表2　機械的血栓回収療法・経静脈的血栓溶解療法の適応時間と重大合併症

時間経過	発症〜4.5時間	〜6時間	〜24時間
治療	経静脈的血栓溶解療法		
	機械的血栓回収療法		機械的血栓回収療法 ※神経徴候と画像診断をもとに治療判断
重大合併症	出血性合併症（出血性梗塞などの頭蓋内出血） 再灌流障害 再梗塞		

頭蓋内圧亢進症と脳ヘルニア

　経静脈的血栓溶解療法や血行再建術後に神経学的所見が発現、悪化する場合、出血性合併症や再灌流障害、あるいは再梗塞が起こった可能性があります。これらに対する治療を行った場合でも、頭蓋内出血の増大・梗塞巣の拡大にいたることがあります。

　頭蓋内出血や脳梗塞が大きくなれば、頭蓋内占拠病変の周囲に脳浮腫が生じます。脳浮腫は頭

蓋内出血・脳梗塞の後、3〜7日ごろに強く現れ、これによって急性頭蓋内圧亢進が起こります。頭蓋内圧亢進が進行すると、脳が本来あるべき位置から押し出されて脳ヘルニアに進展します。脳ヘルニアは脳幹障害を引き起こし、呼吸・循環などの生命維持が困難になります（図22）。

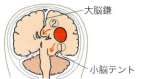
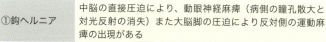
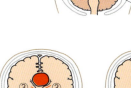

①鉤ヘルニア	中脳の直接圧迫により、動眼神経麻痺（病側の瞳孔散大と対光反射の消失）また大脳脚の圧迫により反対側の運動麻痺の出現がある
②大脳鎌下ヘルニア	無症状のことが多いが、前大脳動脈の圧迫により脳梗塞を生じ、対側の下肢の麻痺を生じることがある
③中心性ヘルニア	視床や視床下部が圧迫されて、意識混濁・傾眠傾向となる徐々に進行することで、中脳の圧迫により動眼神経麻痺や延髄の障害による呼吸状態が悪化していく
④上行性テント切痕ヘルニア	小脳側からの圧迫により中脳の障害が生じ、意識障害や動眼神経麻痺が生じる
⑤大後頭孔ヘルニア	小脳病変により大後頭孔に嵌入し、延髄を直接圧迫するため、意識障害や呼吸停止を呈し、もっとも致命的な経過をたどる

図22 脳ヘルニアのタイプと特徴

頭蓋内圧亢進症の早期発見と対応

　生命予後・機能予後をよいものにするためには、頭蓋内圧亢進をいち早く発見して治療につなげる必要があります。頭蓋内圧亢進や脳ヘルニアを発症する過程で、脳神経疾患特有の症状が現れます。表3は脳ヘルニアによるバイタルサインと神経学的所見の変化を示したものです。表の左から右に向かって時間が経過し、重症・死に近づきます。

　こうしたバイタルサインと神経学的所見の変化は突然起こるのではなく、次第に変化していきます。少なくとも数十分の猶予はあるはずです。つまり、脳ヘルニアのごく早期で発見・対処し、開頭減圧術が実施できれば生命危機状態からの改善を望める可能性があります。また、脳血流が保たれている場合は生命予後だけでなくよい機能予後が得られることも考えられるため、看護師の神経学的所見とバイタルサインの観察はきわめて重要です。

表3 脳ヘルニアによるバイタルサインと神経学的所見の変化（文献2を参考に作成）

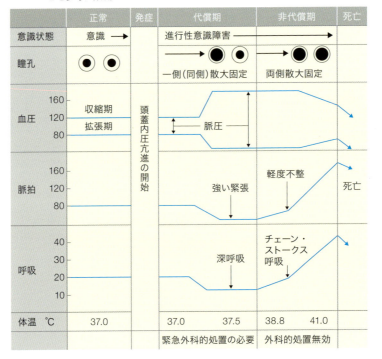

看護・観察のポイント

表3に脳ヘルニアによるバイタルサインと神経学的所見の変化を示しました。おおむね表3のような経過を示しますが、すべてが同時に起こるとは限りません。意識障害・瞳孔症状であれば比較的気づきやすいですが、バイタルサインがシグナルとして現れた場合、見落としやすいため注意が必要です。

脈圧増大・徐脈

脈圧増大・徐脈は生体モニタに明確に示されます。頭蓋内圧亢進が想定される患者さんの収縮期血圧上昇・拡張期血圧低下、および徐脈を意識して観察しましょう。

脈圧増大は触知でも発見できます。経時的に橈骨動脈を触知していると、その変化に気づけます。脈圧増大を生じた患者さんの脈は、異常に強い拍動を示します。動脈がパンパンに張ったようなイメージです。

呼吸症状

頭蓋内圧亢進により、呼吸症状が生じることもしばしばあります。ただ、呼吸はさまざまな要因で変化するため変化に気づきにくいのも事実です。

脳ヘルニアにともなう呼吸の一般的な初期変化は、ゆっくりとした深呼吸です。その後、チェーン・ストークス呼吸などの特殊な呼吸に移行します。脳梗塞発症以降の呼吸数変化、とくに減少した場合は要注意です。

脳ヘルニアの進展による異常呼吸を図23に示します。たとえ患者が睡眠中であっても、頭蓋内圧亢進が想定される場合、ほかの神経学的所見とバイタルサイン変化に一層の注意を払いましょう。

一見、脳と関係がなさそうなバイタルサインの変化ですが、「頭蓋内圧亢進・脳ヘルニアのサインかもしれない」と常に意識して観察することが重要です。

脳の障害	JCS	呼吸パターン	瞳孔径と対光反射	血圧	姿勢	
間脳	I～II桁	チェーン・ストークス呼吸	(+)(+) 左右同じ 縮瞳傾向	やや高め	除皮質硬直 上肢屈曲・下肢伸展	早期発見により回復の見込みあり
中脳	30～100	中枢神経性過換気	(+)(−) アニソコリア出現	上昇（脈圧↑）		
橋	200～300	吸気時休止性呼吸 群発性呼吸	(+)(−) 縮瞳 眼球は中央に固定	非常に高くなる	除脳硬直 上肢伸展・内転・内旋・下肢伸展	
延髄	300	失調性呼吸	(−)(−) 散大	急激な下降	弛緩	回復の見込みなし

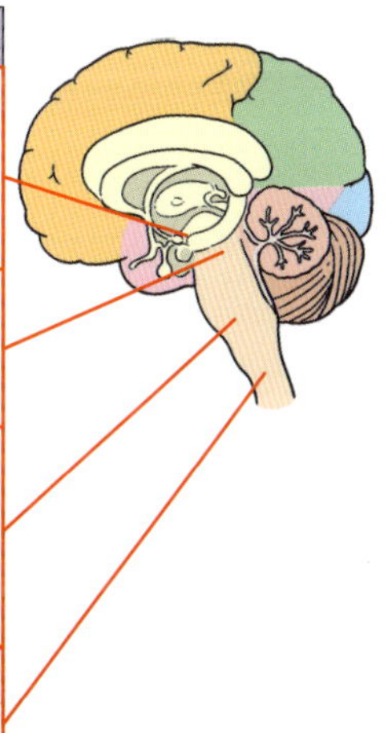

図23 脳ヘルニア進展による異常呼吸

脳ヘルニア徴候を認めたときの対応

意識レベルの低下や瞳孔不同などの脳ヘルニア徴候を認めた場合はすぐ医師に報告し、ABCを観察します。「ICLSアルゴリズム」のPrimary surveyに沿っての確認（図24）がわかりやすいです。

発見者はその場を離れず、応援を呼ぶとともに患者対応を続けます。まず、嘔吐などによる窒息がないかを確認し、生体モニター装着下でバイタルサインの変化と神経学的所見を観察します。次に頭部を30°の挙上体位にし、頸部の過度な屈曲がないポジションに整えます。静脈還流を促すことで、頭蓋内圧亢進症の悪化を軽減する効果が望めます。

必要に応じて高浸透圧利尿薬や酸素の投与、喀痰吸引を行います。採血・CTなどの検査準備と並行して手術の準備も進め、すみやかに開頭減圧術に移行できるよう努めましょう。

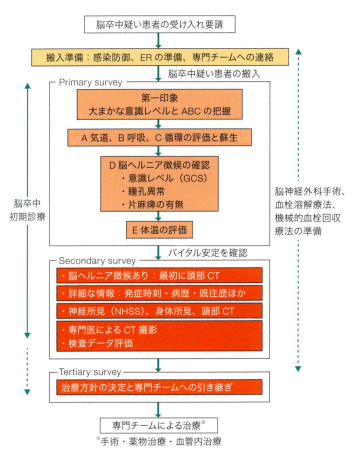

図24 「ICLSアルゴリズム」のPrimary survey（文献3を参考に作成）

神経学的所見の観察は、バイタルサイン・意識レベル・瞳孔・呼吸が9割

意識レベル

意識レベル判定のスケールはとくに指定はありませんが、それぞれの施設でよく使用されている、スタッフ間で共有しやすいものを用います。一般的には汎用性の高いJCS（Japan Coma Scale）（表4）がよいでしょう。

表4 Japan Coma Scale

	Ⅰ　刺激をしないでも覚醒している状態
1	意識清明とはいえない
2	見当識障害がある
3	自分の名前・生年月日が言えない
	Ⅱ　刺激をすると覚醒する状態
10	普通の呼びかけで容易に開眼する
20	大きな声または揺さぶることにより開眼する
30	痛み刺激を加えつつ呼びかけを繰り返すとかろうじて開眼する
	Ⅲ　刺激をしても覚醒しない状態
100	痛み刺激に対し払いのけるような動作をする
200	痛み刺激に対し手足を動かしたり顔をしかめる
300	痛み刺激にまったく反応しない

▶ 意識障害

　頭蓋内圧亢進症が進み、脳ヘルニアに進展すると意識障害を生じます。ではなぜ、意識障害は問題なのでしょうか。

　意識の中枢は大脳皮質全般や上行性脳幹網様体、視床などと考えられます（図25）。意識障害が生じた場合、大脳全体・脳幹（生命中枢）の機能が低下する可能性が高くなります。さらに脳ヘルニアが生じれば、大脳機能・上行性脳幹網様体の機能停止にいたって重度の意識障害が起こります。意識障害は生命危機のサインであるため、緊急の対応が必要なのです。

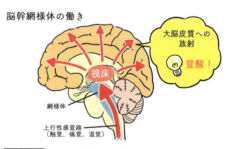

図25 脳幹網様体の働き

▶ 瞳孔径・対光反射のメカニズム

　眼球が光刺激を受けたとき、眼球網膜視細胞→視神経→外側膝状体→中脳動眼神経核→動眼神経（副交感神経線維）→瞳孔という経路で対光反射が起こります。対光反射をつかさどっている脳神経が動眼神経（いっしょに走行している副交感神経線維）です。動眼神経は対光反射のほか、眼球の運動と眼瞼を開く役割があります。

　図26は頭部を側面上方から見たイメージです。眼球と脳幹の動眼神経核が動眼神経でつながっています。この経路のどこかで動眼神経が障害されると対光反射が消失します。脳ヘルニアのうち鉤ヘルニア（テント切痕ヘルニア）では脳幹周囲で動眼神経が圧迫されます。

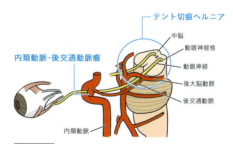

図26 動眼神経の解剖図（文献4を参考に作成）

脳ヘルニアによる対光反射消失・瞳孔不同

　頭蓋内圧亢進が進展すると脳ヘルニアが起こります。鉤ヘルニアによって小脳テントを乗り越えて脱出してきた鉤（側頭葉）の先に動眼神経があります。この部分の動眼神経が圧迫されて障害が起こることで、対光反射は消失し瞳孔が散大します（図27）。これが動眼神経麻痺です。

　脳ヘルニアが進行したとき、その先にあるのが脳幹です。呼吸・循環の中枢であるため、障害されれば生命維持は困難です。瞳孔不同を認めたときは生命の危機を考え、早期治療につなげなければならないのです。

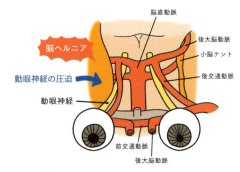

図27 動眼神経麻痺（文献5を参考に作成）

バイタルサインの変化

クッシング現象

　急性頭蓋内圧亢進時に認める重要な症状にクッシング現象があります。頭蓋内圧亢進が生じると脳灌流圧と脳血流量が低下し、これを補おうとして心臓1回の拍動でたくさんの血流を送るため、徐脈と脈圧が増大します。この代償機構がクッシング現象で、徐脈・脈圧増大・緩徐深呼吸の3つを指します。クッシング現象を理解すると、安易に血圧だけを下げることの怖さが理解できます。

　クッシング現象を認めた場合は脳ヘルニアが迫っているため、早期治療につなげる必要があります。

引用・参考文献
1) 日本脳卒中学会 脳卒中治療ガイドライン委員会. 脳卒中治療ガイドライン2021（改訂2023）. 東京, 協和企画, 2023, 62-6.
2) 水谷映美子ほか. "脈拍". いまさら聞けない脳神経外科看護の疑問Q＆A. ブレインナーシング春季増刊. 2011.68-78.
3) 日本救急医学会ほか監修. ISLSガイドブック2018. 東京. へるす出版. 2018. 27.
4) 神谷健ほか. "脳神経外科における瞳孔の異常". 脳神経外科ナーシング第1単元「症状・病態生理」. 愛知. 日総研出版.2007.26-8.
5) 窪田惺編. はじめての脳の神経・血管解剖. 大阪, メディカ出版, 2008, 106-8.

（小林雄一・阿美古　将）

12 急性膵炎

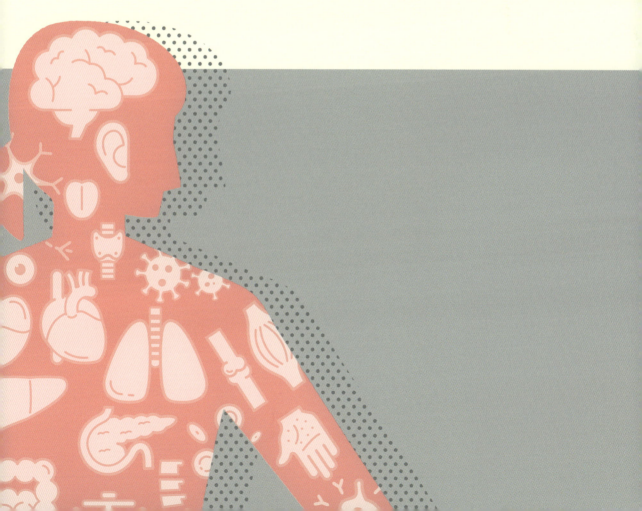

急性膵炎の病態生理は自己消化が9割

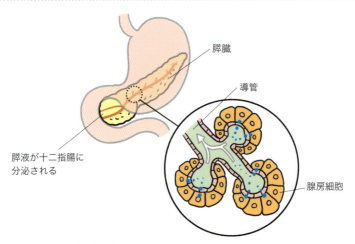

図1 膵臓の位置と役割

　膵臓は消化器の一部で、胃の背側に位置する臓器です。おもな機能は、血糖を調節するホルモン（インスリンやグルカゴン）と消化酵素（アミラーゼやリパーゼ、トリプシン）を産生することです（**図1**）。血糖を調節するホルモンは血中に分泌されるため内分泌といい、消化酵素は消化管に向けて分泌されるので外分泌といわれます。消化酵素は腺房細胞でつくられており、導管という細い管を伝い主膵管を経て膵液として十二指腸に分泌されます。

急性膵炎とは

　消化酵素が十二指腸にうまく分泌されていれば、なにも問題ありません。しかし、腺房細胞から十二指腸に出るまでの過程でなにかしらの問題が起こり、消化酵素が膵臓のなかで停滞することで炎症を起こしてしまう場合があります（**図2**）。これが急性膵炎の病態生理です。消化酵素による炎症は、すなわち自己消化ということになります。つまり、膵炎とは食べ物の消化を助けるはずの消化酵素が、自分の組織を消化（分解）してしまう状態のことです。

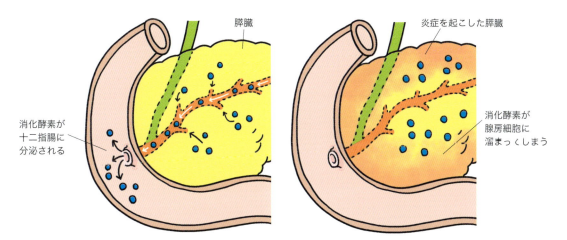

図2 正常な分泌（左）と膵臓のなかで停滞する消化酵素（右）

急性膵炎の病態を理解するには解剖が9割

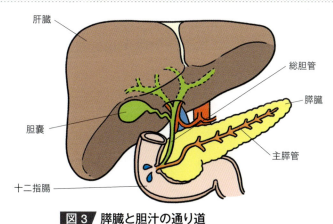

図3 膵臓と胆汁の通り道

　急性膵炎は、腺房細胞から十二指腸に分泌されるまでになにかしらの問題が起こった状態であることは前述したとおりです。腺房細胞から導管、主膵管を通り十二指腸に膵液が分泌されますが、主膵管は十二指腸への出口（ファーター乳頭）付近で胆汁の通り道である総胆管と合流します。つまり、膵液は胆汁と合わさってファーター乳頭から十二指腸に分泌されます（図3）。

　胆汁は肝臓で産生され、総肝管を通っていったんは胆嚢に貯留します。胆嚢が収縮することで、胆汁が総胆管に出て、主膵管で膵液と合わさって、ファーター乳頭から分泌されます（図4）。そして、胆汁の通り道に起きた異常も、膵液の通り道に影響してくることがあります。

　なんらかの原因で胆汁の通り道にうっ滞が起こった場合、総胆管と主膵管の合流部にも胆汁うっ

滞の影響が及びます。合流部で膵液の流れが滞ったら、主膵管内の圧力が高まり、膵液のうっ滞が起こる可能性があります。

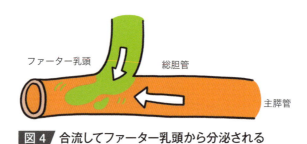

図4 合流してファーター乳頭から分泌される

急性膵炎の症状は腹痛が9割

　急性膵炎の致命率は年々改善していますが、それでも重症膵炎ではいまだに死亡例があります。急性膵炎の症状はさまざまですが（図5）、消化器症状が主であり、とくに9割以上の患者さんが腹痛を訴えています。腹痛を訴える患者さんの鑑別診断に、急性膵炎を挙げることが、早期に診断ができる第一歩となります。

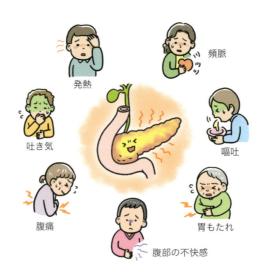

図5 急性膵炎のおもな症状

急性膵炎の診断は腹痛とアミラーゼが 9 割

　外来や入院中の患者さんに対して急性膵炎を疑った場合、まず**アミラーゼを測定すること**が重要です。通常、血清中のアミラーゼやリパーゼの値が正常上限値の 3 倍以上高い場合は、ほぼ急性膵炎と診断できます。CT は、急性膵炎の診断には必須ではありませんが、原因検索や重症度評価のために有用です（ 表1 ）。

表1　急性膵炎の診断基準

①上腹部に急性腹痛発作と圧痛がある
②血中または尿中の膵酵素上昇
③超音波、CT または MRI で膵臓に急性膵炎にともなう異常所見がある

上記 3 項目中 2 項目以上を満たした場合に急性膵炎を疑う

重症度評価も血液検査と CT が 9 割

　急性膵炎の臨床経過はさまざまであり、重症例では死亡率が高いため、重症度の評価ツールがいくつか用いられています。日本では、下記のとおり予後因子と造影 CT による評価がガイドラインで記載されています（ 表2 ）。

12

急性膵炎

表2 厚生労働省急性膵炎重症度判定基準

A. 予後因子
　原則として発症後48時間以内に判定する。以下の各項目を各1点として合計したものを予後因子の点数とする。
　1. Base excess ≦ -3mEq/L、またはショック（収縮期血圧≦80mmHg）
　2. PaO_2 ≦ 60mmHg、または呼吸不全（人工呼吸管理を必要とするもの）
　3. BUN ≧ 40mg/dL、または乏尿（輸液後も1日尿量が400mL以下）
　4. LDHが基準値上限の2倍以上
　5. 血小板数≦ 10万 $/mm^3$
　6. 総Ca値≦ 7.5mg/dL
　7. CRP ≧ 15mg/dL
　8. SIRS診断基準における陽性項目数≧ 3
　9. 年齢≧ 70歳

B. 造影CT Grade
　原則として発症後48時間以内に判定することとし、炎症の膵外進展度と、膵の造影不良域のスコアが合計1点以下をGrade1、2点をGrade2、3点以上をGrade3とする。
①炎症の膵外進展度
　前腎傍腔：0点、結腸間膜根部：1点、腎下極以遠：2点
②膵の造影不良域
　膵を3つの区域（膵頭部、膵体部、膵尾部）に分け、
　各区域に限局している場合、または膵の周辺のみの場合：0点
　2つの区域にかかる場合：1点
　2つの区域全体をしめる、またはそれ以上の場合：2点

C. 予後因子が3点以上または造影CT Grade2以上のものを重症とする

　軽症の場合には基本的にモニタリングと輸液を含めた初期治療で軽快することが多いですが、重症例ではICUでの全身モニタリングが必要です。また、診断時には数日の治療で回復できるような軽症であっても、経時的に重症化するおそれがあり、集中治療を行っても死亡する危険性もあるため、繰り返し重症度を判定しなおすことも肝要です。重症化した場合には、ICU管理が可能な施設への転送を考慮することがガイドラインでも推奨されています。

急性膵炎の治療は原因除去が9割

　急性膵炎の原因は、人種や地域によって若干の差はありますが、大半はアルコールと胆石です（図6）。このほかにも、高トリグリセリド血症や高カルシウム血症、ウイルス感染などがあります。
　また、膵臓周囲の腫瘍や囊胞性病変により膵管が閉塞することで膵炎が引き起こされることもあります。

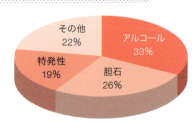

図6 急性膵炎の原因

原因を除去する

急性膵炎の治療には、まずは原因除去が必要です。

アルコールが原因であれば禁酒、胆石が原因であれば排石や胆汁ドレナージというような具合です。

例えば、図7のように胆石がファーター乳頭付近に落ちた場合は膵液の流れもうっ滞するので、胆石を取り除く必要があります。

急性膵炎の原因が判明している場合は、原因をしっかりと除去したうえで、その後の治療を行っていきます。

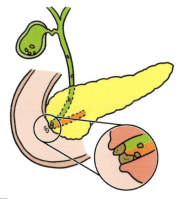

図7 胆石が胆管と膵管を塞ぐことで起こる急性膵炎

胆嚢にある胆石が総胆管を経てファーター乳頭付近に落ちたときの様子。ファーター乳頭部で胆石が詰まり、胆汁と膵液の分泌が妨げられる。その結果、消化酵素が腺房細胞にうっ滞し、炎症を起こす。この場合、ファーター乳頭に詰まった胆石を除去しなければ、膵炎は改善しない。

初期治療は輸液管理と栄養療法が9割

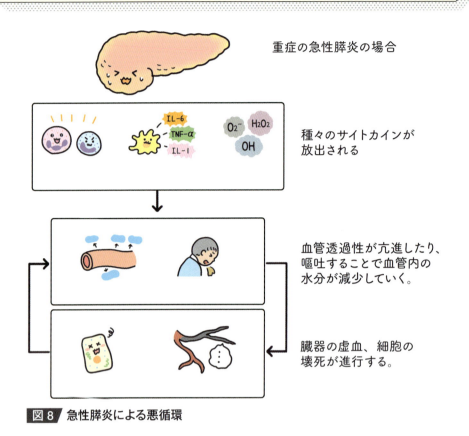

図8 急性膵炎による悪循環

輸血管理

急性膵炎では、重症になればなるほど、血管内水分の喪失から臓器血流の低下、多臓器不全が起こりやすくなります。

重症膵炎では局所的に白血球が活性化し、サイトカインが放出されます。全身レベルでは、サイトカインにより血管拡張や細胞機能障害、毛細血管透過性の亢進による血管内水分の喪失が引き起こされます（図9、10）。

また、腸管運動の低下からイレウスをきたしたり、嘔吐をきたしたりするとさらに血管内の水分が減少します。この悪循環を断ち切らないと、ショック、そして最終的に多臓器不全の状態に陥ります（図8）。

そのため、血管内水分の減少を補うために、適切な輸液がもっとも重要です。

適切な輸液量に関しては膵炎の重症度や患者背景などにより異なるため、投与すべき一定の輸液

量があるわけではありません。また、最近では過剰輸液による弊害が明らかにされており、適切な輸液管理が必要になります。

そのため、十分な輸液量が得られているか＝血管内容量を補うことができているかを評価し、必要な輸液が得られた場合には速やかに輸液を減量できるように、継続したモニタリングをすることが重要です。とくに、輸液に対する容認性が低い循環器疾患や呼吸器疾患、腎不全などがある場合には過剰輸液による合併症の発生に注意が必要です。

輸液量の評価は輸液反応性の有無をモニタリングします。バイタルサインの確認（血圧の上昇や頻脈などの改善）、さらに輸液反応性を予測する指標としてSVV（stroke volume variation）、PLR（passive leg raising）、SVI（stroke volume index）などが用いられます。また、生体の酸素需給バランスを評価する指標として乳酸値などがあります。いずれにしても、単一のデータで輸液反応性を評価するのではなく、前述したパラメータやそのほかの採血データ、身体所見と併せて評価することが重要です。

膵炎の進展を防ぐ目的で、補助療法として膵動注療法やタンパク合成阻害薬の投与が行われた過去がありますが、両者とも明確な効果は示されていません。また、予防的な抗菌薬の使用についても同様です。

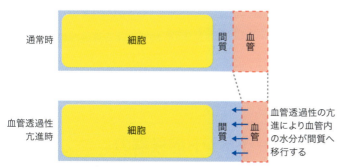

図9 毛細血管透過性亢進による水分喪失

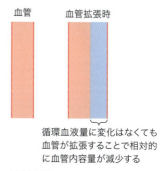

図10 血管拡張による血管内容量の減少

栄養療法

急性膵炎患者のケアには、適切な輸血とともに栄養療法も重要です。

急性膵炎は激しい炎症で異化状態を引き起こし、必要なカロリーが上昇します。

また、炎症による腸管血流の低下や腸管細胞機能の低下により腸管の透過性が亢進し、細菌が腸管から門脈循環や腸間膜リンパ管に移動する可能性が高くなります（図11）。

早期の栄養療法には、カロリー損失の補充や、腸管血流を増加させて腸粘膜の萎縮を防止し、腸管のバリア機能を維持する働きが期待されます。

重症の急性膵炎であっても、48時間以内には経腸栄養を開始することが、患者さんの死亡リスクの低減につながる可能性があります。

炎症によるストレスホルモンの放出で血糖が上昇することがあります。高血糖はインスリンを使用してコントロールする必要がありますが、厳格に正常血糖値にコントロールする必要はないと言われています。

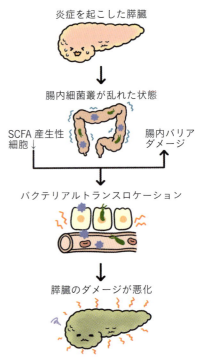

図11 細菌による膵臓へのダメージ

急性膵炎は腹部コンパートメント症候群の早期発見が9割

急性膵炎では、炎症性物質が全身へ波及することにより血管透過性が亢進し、水分の漏出が発生します。これにより腹腔内組織の浮腫、腸管浮腫をきたし、腹水なども生じます。さらに、水分喪失に対して大量の輸液を行うことが多いため、これらの輸液がさらに水分の血管外漏出をまねきます。これらの要因により、腹腔内圧（intra-abdominal pressure：IAP）が上昇し、重度の場合には腹部コンパートメント症候群（abdominal compartment syndrome：ACS）をきたします。

腹腔内圧の上昇は下大静脈の圧迫による静脈還流量低下、さらに横隔膜の上昇による呼吸不全など重篤な合併症をまねくため、早期発見がきわめて重要です。

ACSはIAP 20mmHg以上の状態が継続し、かつ、これにあらたな臓器障害の出現をともなうものとされています。IAPは膀胱内圧と相関するため、膀胱内圧の測定を行い評価することが一般的です。腹部の膨満や緊張などの外観上の変化があった場合には膀胱内圧の測定を行い、IAPのモニ

タリングを開始することが ACS を早期に察知するうえで重要です。

IAP の測定方法は、『急性膵炎診療ガイドライン 2021』に掲載されています。

膵局所合併症の治療はドレナージが 9 割

急性膵炎の大半は軽症であり、その形態は膵臓や周囲の壊死をともなわない間質性浮腫性膵炎ですが、一部は壊死をともなう壊死性膵炎をきたします。壊死性膵炎は、重症化する可能性が高いです。

間質性浮腫性膵炎でも、壊死性膵炎でも、時間経過とともに周囲に液体貯留が起こり、やがて被膜で覆われるようになります（表3）。これらを総じて、膵局所合併症とよびます。

いずれも、感染をともなったり、増大して胆管を圧排したりする場合にはドレナージを行います。まずは、内視鏡的にドレナージを行い、内視鏡で実施できない部分に関しては外科的なドレナージが考慮されます（図12）。

表3 壊死の有無と時間経過による分類

	間質性浮腫性膵炎	壊死性膵炎
4 週間以内	**急性膵周囲液体貯留** 膵周囲組織の壊死を伴わない。発症後 4 週以内に限定したもので、仮性嚢胞の特徴を伴わない。	**急性壊死性貯留（Acute necrotic collection：ACN）** 液体と壊死物質がさまざまな割合で混在しており、壊死性膵炎を伴う。 壊死は膵実質や膵周囲組織に及ぶ。
4 週間以上	**膵仮性嚢胞** 境界明瞭な炎症性被膜で囲まれた液貯留で、通常膵外に存在し、壊死を伴わないか、あってもごく少量である	**被包化壊死（Walled off necrosis：WON）** 成熟した被膜に囲まれた膵内や膵外の壊死性貯留境界明瞭な炎症性被膜を有する。

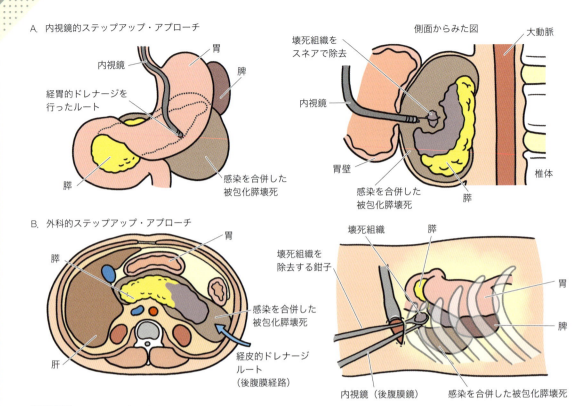

図12 ドレナージ方法

急性膵炎のケアは疼痛管理が9割

　急性膵炎では9割以上の割合で持続的に激しい腹痛と圧痛の訴えがあります。これは膵酵素活性化や膵臓とその周囲の炎症、組織障害による影響で発生します（図13）。

　膵臓は解剖学的に、胃の背側に位置しており、腹痛の部位は上腹部が最も多いです。次に腹部全体、背部への放散痛などがあります。

　激しい腹痛の持続は、患者さんの精神的な不安を増強させるだけでなく、ストレスにより呼吸、循環、代謝も不安定とさせる要因となるため、適切な腹痛に対するマネジメントが必要です。

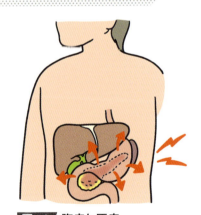

図13 腹痛と圧痛

　痛みをマネジメントするには、まずは患者さんの痛みの程度を評価することが重要です。痛みの評価はスケールを用いて行い、経時的に痛みの変化をみることが大切です（図14）。

痛みの評価

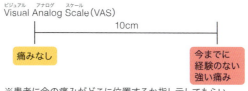

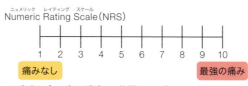

図14 痛みの評価スケールの例

　痛みの評価スケールには主観的スケールと客観的なスケールがあります（図14）。自己申告が可能な場合には、主観的スケールを使用し、鎮静薬の使用や人工呼吸器使用などの理由により自己申告がむずかしい場合には、客観的なスケールを用いて評価をします。痛みとは個人が感じる主観的なものであり、主観的スケールでの評価と客観的スケールでの評価は必ずしも一致するものではないため、自己申告が可能な場合には主観的スケールを用いた評価を行うことが大切です。

痛みの分類

　痛みは発生する機序により侵害受容性疼痛、神経障害性疼痛、非器質的疼痛に分類されます。組織の損傷や障害などによる疼痛を侵害受容性疼痛、神経の障害などによる疼痛を神経障害性疼痛、心理的な要因によるものか非器質的疼痛です。さらに、それらが相互発生するものが混合性疼痛です（図15）。

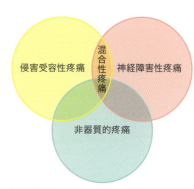

図15 痛みの分類

　侵害受容性疼痛は炎症などの組織の損傷がシグナルとなり、感覚神経、脊髄を介して大脳皮質へ伝達（上行性疼痛伝達系）され痛みを感じます。一方で、神経障害性疼痛では痛みを伝達する神経の障害により痛みが発生します。さらに、痛みによる心理的な不安などのストレスは痛みを抑制する生体の働き（下行性疼痛抑制系）を障害します。そのため、このような原因とメカニズムを理解して痛みをマネジメントすることが大切です。

疼痛管理

膵炎による疼痛はおもに炎症などに関連した侵害受容性疼痛のため、鎮痛には NSAIDs、アセトアミノフェン、オピオイドなどが用いられます。

NSAIDs は炎症などにともなう発痛物質を抑制（図16 ①）します。これに対して、オピオイドは痛みを伝達することを抑制（図16 ②）するとともに、痛みを抑制する働きを活性化（図16 ③）します。

オピオイドは鎮痛効果が高いですが、悪心、嘔吐、腸管運動の低下、呼吸抑制などの副作用が多いため、痛みの評価を行いながら適切な薬剤の選択が必要です。また、急性膵炎は激しい疼痛が発生することに加え、腸管麻痺や腸管の浮腫などが発生すれば腹部膨満をきたします。これらが横隔膜の運動を抑制することで呼吸困難が発生するかもしれません。このように急性膵炎ではさまざまな症状が出現するため、疼痛ばかりでなくさまざまな苦痛も生じます。このような苦痛は単に鎮痛薬を使用するだけでは緩和は困難であり、患者の訴えや症状を観察し疼痛と苦痛を鑑別して対処することが大切です。また、激しい疼痛や苦痛、急速に進行する症状などから心理的な不安も大きいため、心因的疼痛があることも忘れてはいけません。

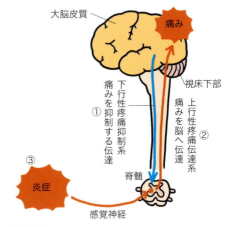

図16　痛みの感じ方

Column

アルコール離脱症状におけるせん妄と不眠への配慮

急性膵炎は重症化することもあり、多くの薬剤の投与や人工呼吸器管理のほか、持続透析が導入されるケースも少なくありません。治療も長期化するため、ABCDE バンドルの実践や PICS 対策も必須となります。

膵炎の発症機序はさまざまですが、数年ごとに行われている急性膵炎全国疫学調査において、男性では 42.8％、女性では 12％がアルコール性であるとされています。場合によっては、膵炎の発症とともに離脱症状が出現することもあります。

アルコールは GABA とよばれる神経を抑制する受容体と結合し、慢性的に摂取することで、その感受性を低下させてしまいます。さらに、学習や記憶に重要な役割を果たす NMDA 受容体が増加し、アルコールを摂取しなくなることで活性化が増長されます。つまり、抑制もできず興奮は増長します[1〜3]。離脱症状の多くは最終飲酒から 72 時間[4]が勝負とされていますが、飲酒後に膵炎を発症した場合、その丸3日間は集中治療として救命す

るためにも重要な期間となります（図17）。

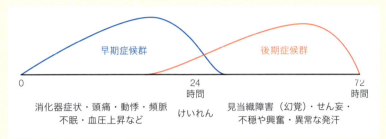

図17 離脱症状

　離脱症状が疑われる場合は、早期から精神科医やリエゾンチームとの協働も社会復帰に向けて重要な支援となります。また、人工呼吸器を装着している際は、SAT（鎮静覚醒トライアル）の実施が推奨されていますが「アルコール性の急性膵炎だから鎮静したままでよい」という判断は避けましょう。全身状態の評価を行いSAT開始基準に見合っている場合は、アルコールの最終摂取からどのくらいの時間が経っているか、72時間以内であれば出現する可能性のある症状の観察も踏まえ、安全に配慮しながらSATを実施し、精神科医との連携が必須となります。

ICUにおけるせん妄と不眠

　ICUにおいてせん妄と不眠は、どの疾患であっても課題です。アルコールの離脱症状として、すでにせん妄・不眠が含まれており、避けられない症状ではあります。一方で、よりよい睡眠は日中の活動量の増加につながり、せん妄対策となります。CAM-ICU（the confusion assessment method for the ICU）やICD-SC（the intensive care delirium screening checklist）を用いたせん妄評価や、RCSQ（richards-campbell sleep questionnaire）を用いた睡眠評価で経時的に観察と介入をしましょう。対策には薬理学的ケアとせん妄の促進因子を除去する非薬理学的ケアの双方が必須であるため、多職種でのかかわりが重要となります。

　そして、アルコールは嗜好もあり、耐性の強弱によりすべての人が離脱症状を起こすとは限りません。しかし、アルコールを慢性的かつ過剰に摂取しなければ過ごせなかった生活背景がある可能性にも配慮するなど、多角的な視点で推察し介入していきましょう。

引用・参考文献

1) Mihic, SJ. et al. Sites of alcohol and volatile anaesthetic action on GABA（A）and glycine receptors. Nature. 1997, 389（6649）, 385-9.

2) Morrow, AL. et al. Chronic ethanol administration alters gamma-aminobutyric acid, pentobarbital and ethanol-mediated 36Cl- uptake in cerebral cortical synaptoneurosomes. J Pharmacol Exp Ther. 1988, 246（1）, 158-64.

3) Hoffman, PL. et al. NMDA receptors：role in ethanol withdrawal seizures. Ann N Y Acad Sci. 1992, 654, 52-60.

4) Etherington, JM. Emergency management of acute alcohol problems. Can Fam Physician. 1996, 2186-90.

（座間順一・鈴木銀河）

13 肝不全

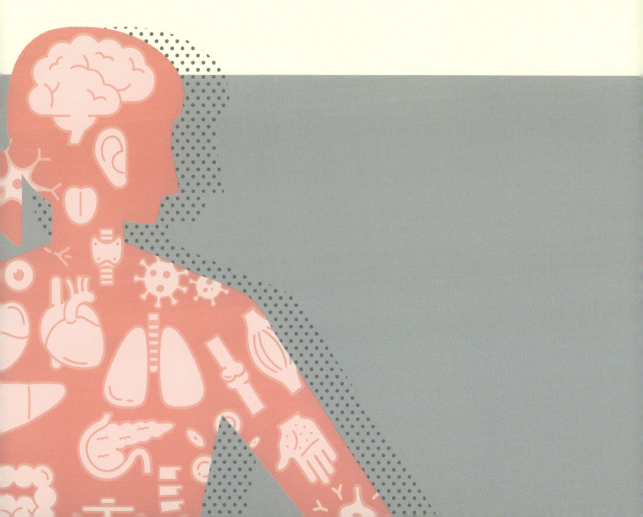

肝不全の症状理解は肝臓の役割把握が9割！

　肝不全は肝臓に備わっている機能が低下してしまうことで発症しますが、肝臓には多くの役割があるため、肝不全の症状は注意すべき点が何かわからなくなるくらい多様です（）。

　治療はすべて症状や問題に合わせて選択されます。たとえば、劇症肝炎であれば意識状態が問題になったり、肝硬変であれば感染性腹膜炎や静脈瘤破裂といった特徴的な症状がみられたりすることがありますが、肝不全は患者ごとに症状や問題が変わります。そこが肝不全治療のむずかしいところです。

　「医師がいちばん気にしているものは何か」「それが悪化した場合はどんな症状が出るのか」ということを病態生理学的な視点で捉え、医師としっかり問題点を共有して日々の看護に活かすことが大切です。

解毒
有害な物質を排泄しやすいように酸化・還元などの処理をして水溶性に変える。

ビタミン・ホルモンの代謝
・ビタミンAを貯蔵する。
・ビタミンDを活性型にする。
・ステロイドホルモンを分解する。

胆汁の生成
不要な物質を胆汁中に分泌して腸へ送る。胆汁の成分は脂肪の消化・吸収を助けるはたらきがある。

肝不全の症状
・高ビリルビン血症（黄疸）

糖の代謝
ブドウ糖を集め、グリコーゲンという形で一時貯蔵し、血液中のブドウ糖濃度（血糖値）を安定させる。

タンパク質の代謝
アミノ酸の合成を行って血液中に放出する。アミノ酸を分解して生じたアンモニアを無害な尿素に変える。

脂質の代謝
脂肪酸、コレステロールなどを合成する。リポタンパク質を血液中に放出する。

血漿タンパク質の合成
アルブミン、グロブリンなど血漿中のタンパク質の大部分を合成して血液中に放出する。

肝不全の症状
・糖新生低下
・低血糖

・高アンモニア血症
・肝性脳症（意識障害）
・頭蓋内圧亢進

・低アルブミン血症
・免疫不全＋易感染症
・凝固異常＋出血傾向

 肝臓の役割と肝不全の症状

肝不全の病態生理は臨床経過の理解が9割

肝炎から肝臓がんまで臨床経過を捉える

　肝臓はもともと再生能力が高い臓器です。国内では年間4万人が急性肝炎を発症しますが、投薬や臓器サポートによって急性期を乗り切れば自然回復が期待できます。

　しかし、急性肝炎の1%、約400人が発症する急性肝不全（劇症肝炎）は、治療に反応せず広範な肝壊死が生じ、約半数の患者が死亡します。また、肝炎の原因によっては数年から数十年を経て慢性肝炎、慢性肝不全（肝硬変）、肝臓がんにまで進行する場合があります（図2）。

　肝臓に慢性的な炎症が起こると次第に代償機能がはたらかなくなります。これを非代償期といい、ここまでくると肝移植しか救命手段がありません。したがって、急性肝炎も慢性肝炎も、広義でいえば治療の重点は炎症を抑えて肝機能を維持することになります。

　肝機能障害の患者さんがICUにきたら、疾患や肝機能の状態だけではなく、ICU退室に向けた治療の「ゴール」を医師と共有するように心がけるといいでしょう。

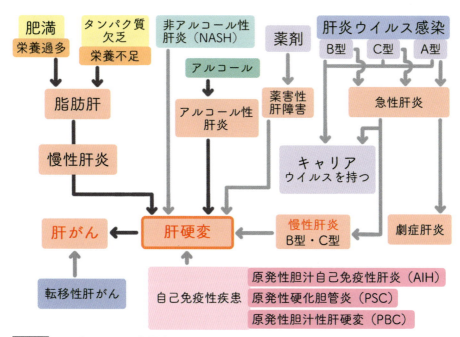

図2　肝不全の原因と病態生理

肝不全は多彩な症状把握の必要性が9割

急性肝不全と慢性肝不全の違いを理解する

　急性肝不全（劇症肝炎）は症状の進行が急速であり、合併症として40%に感染症・腎不全・播種性血管内凝固症候群（DIC）、20%に脳浮腫、15%に消化管出血が生じます。数日で昏睡状態に陥って脳浮腫からヘルニアを起こして死に至る患者さんもいます。

　一方、非代償期に至った慢性肝不全（肝硬変）の患者さんの多くは門脈圧亢進症を合併しており、特発性細菌性腹膜炎、肝腎症候群、肝肺症候群、低栄養、サルコペニアといった多くの問題を慢性的に抱えています。また、肝肺症候群や肝腎症候群は直接的に肝機能が問題というわけではありません。急性肝不全で初期治療が奏功した場合や、根治的な治療として肝移植を実施した患者さんでは他臓器の機能改善が期待できますが、肝硬変の患者ではむずかしいことも多いです。

　同じ肝不全でも急性か慢性なのかで対応も観察点も変わってきます（**表1**）。次からは劇症肝炎と肝硬変について、それぞれの特徴を詳しくみていきましょう。

表1　急性肝不全と慢性肝不全の違い

	急性肝不全（劇症肝炎）	慢性肝不全（肝硬変）
病態	患者には肝疾患がなく、さまざまな原因で肝細胞の急激な炎症と壊死が生じて肝性脳症や凝固障害が起こる。	慢性肝炎から肝臓の線維化が進んで肝機能が低下するだけでなく、門脈圧亢進症による症状が出現する。
症状	黄疸、混乱、失見当識、昏睡、出血、悪心、嘔吐	黄疸、倦怠感、筋力低下、かゆみ、容易なあざ、腹水、肝性脳症
診断	初発症状出現から8週以内にプロトロンビン時間が40%以下あるいはINR値1.5以上、昏睡II度以上の肝性脳症を呈している状態と定義される。	肝疾患の既往があり、Child-Pughスコアで重症度を評価する。
治療	肝不全治療に準ずるが、脳浮腫や肝性脳症の急性期管理、原因に応じて投薬や透析、輸血、人工呼吸管理などの治療を行う。必要時は基準に照らして肝移植を検討。	肝不全治療に準ずるが、門脈圧亢進症に関連する合併症（感染性腹膜炎、大量腹水、静脈瘤破裂、重症感染症、低酸素血症など）がおもな治療対象となることも多いのが特徴。

劇症肝炎の看護は肝性脳症の評価が9割

肝性脳症とは？

肝性脳症は肝機能の低下や門脈体循環シャントがある患者さんに観察される意識障害です。アンモニアやグルタミンといった窒素性老廃物の血中濃度上昇、血漿アミノ酸の不均衡、低ナトリウム血症、アンモニア解毒作用の低下、腸内細菌叢の異常によって生じるとされています。昏睡物質としてはアンモニアがその代表格であり、強力な血液浄化療法を必要とします。

なぜ、肝性脳症の評価が必要なの？

劇症肝炎の患者さんが入室してきたら肝性脳症の評価を繰り返し行うことがとても大切です。症状進行度の評価も、肝代替療法の効果も、肝性脳症の評価ができないことには判定できません。昏睡度の分類[1]（**表2**）を何度も読み返して身につけましょう！

表2 肝性脳症の昏睡度分類（文献1を参考に作成）

昏睡度	精神症状	参考事項
I	睡眠・覚醒リズムの逆転 多幸気分、ときに抑うつ状態 だらしなく、気に留めない状態	retrospective にしか判定できない場合も多い
II	指南力（とき・場所）障害、物を取り違える（confusion） 異常行動（例：お金をまく、化粧品をゴミ箱に捨てるなど） ときに傾眠傾向（普通の呼びかけで開眼し、会話できる） 無礼な言動があったりするが、医師の指示には従う	興奮状態がない 尿・便失禁がない 羽ばたき振戦あり
III	しばしば興奮状態やせん妄をともない、反抗的態度を見せる 嗜眠傾向（ほとんど眠っている） 外的刺激で開眼するが医師の指示には従わない、または従えない （簡単な命令には応じる）	羽ばたき振戦あり 指南力障害は高度
IV	昏睡（完全な意識の消失） 痛み刺激には反応する	刺激に対して払いのける動作や顔をしかめるなど
V	深昏睡 痛み刺激に反応しない	

肝性脳症の観察のポイント

患者の変化に気付く

「覚醒しない」などの明らかな意識障害があればすぐに肝性脳症に気が付くかもしれませんが、そうでない場合でもせん妄や興奮、傾眠傾向、ちょっとした発言や行動など「普段の患者さんと何かが違う」というささいな違和感を見逃さず、異常を早期に発見することが重要です。ICU ではべ

ッド上で過ごすことが多く、患者さんの行動自体が制限されがちです。羽ばたき振戦の評価とともに積極的にコミュニケーションを図り、患者の変化を捉えましょう。

▶ 繰り返し評価を続ける

病状の進行や日内変動、薬剤投与や透析の効果を踏まえ、繰り返し評価をしましょう（図3）。意識があって話せても評価をしてみたら肝性脳症と判明する場合や、患者さん自身が自分で試してみて異変を察知する場合もあります。継続的な評価は、変化を捉えるだけでなく患者教育にもつながるのです。

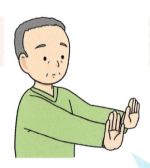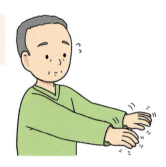

図3 肝性脳症の評価方法

▶ アンモニア値を把握する

患者さんの意識障害の程度や推移と併せてアンモニア値を把握しましょう。アンモニア値と意識障害との関連には個人差があり、昨日と今日の意識状態が同じとも限りませんが、傾向や変化を捉え、治療効果の評価、薬剤投与や看護ケアのタイミングの検討に役立てましょう。

肝性脳症以外で注意すべき症状

劇症肝炎には肝性脳症以外にもさまざまな症状や合併症が現れます。それらの特徴や治療方法について表3にまとめました。こうした症状は劇症肝炎だけでなく、肝硬変末期の肝不全でもみられます。

表3 肝不全で注意すべき症状の特徴や治療方法

凝固障害 ↓ 出血傾向	・出血リスクが高い場合は血小板数 50,000/μL を維持する。 ・血小板生成を促進するトロンボポエチン受容体作動薬を投与する。 ・APTT は正常の 2.0 倍以内、PT-INR<2.0 を目標とする。 ・肝不全ではビタミン K 欠乏がみられることがある。
免疫不全 ↓ 特発性細菌性腹膜炎	・予防的抗菌薬、免疫グロブリン製剤、場合によってはステロイド製剤を投与する。 ・栄養、電解質補正などの支持療法を行う。 ・手指衛生、個室管理、個人防護具の使用を徹底する。
糖新生低下 ↓ 低血糖	・低血糖そのものが臓器障害を傷害するばかりでなく意識障害も誘発する。 ・10% ブドウ糖や 50% ブドウ糖などを用いて積極的に補正する。 ・治療により改善に向かうこともあるため定期的な採血を行い血糖値を評価する。
門脈圧亢進症 ↓ 腸肝軸異常	・難治性腹水の場合は腎症や低酸素に注意。利尿薬、アルブミン製剤を投与する。 ・腸粘膜バリア機能低下の場合は特発性細菌性腹膜炎に注意。 ・腸内環境を整えるためには GFO®、ミヤ BM®、ラクツロースを使用する。 ・腸内殺菌にはリフキシマ®、カナマイシンを使用する。
循環障害 ↓ 肝腎症候群	・低血圧を避ける。必要時はバソプレシンを使用する。 ・適正な循環動態の把握と電解質補正を行い、脱水を避ける。 ・腹水による腹腔内圧の上昇を避ける。必要時はアルブミン補充を考慮する。 ・必要時は腎代替療法としての血液ろ過透析を利用する。
肺血管拡張 ↓ 肝肺症候群	・NO やサイトカインの増加によって血管が拡張する。 ・門脈圧亢進症にともなって肺血流が増加する。 ・低酸素血症が起こりやすい。酸素投与の効果は限定的。 ・肝移植が唯一の治療法。

劇症肝炎の治療は肝補助療法の理解が 9 割

肝補助療法とは？

　肝臓にはたくさんの機能があるため「コレが肝補助療法だ！」と断定することはむずかしいのですが、一般的に「肝補助療法」と呼ばれているものが血液透析（hemodialysis：HD）と血液ろ過（hemofiltration：HF）と血漿交換（Plasma Exchange：PEx）を組み合わせた「血液浄化療法」です。血液浄化療法において、どのような方法を選択するのかは施設によっても違うでしょうが、症状が軽いならば高用量の持続的血液ろ過透析法（Continuous Hemodiafiltration：CHDF）から開始することが多いです。

　そのうえで、悪化する場合は血漿交換を追加したり、血液透析ろ過（on-line hemodiafiltration：オンライン HDF）を連日実施することもあります。症状が改善した場合は少しずつ設定条件を下げることを考慮します。

▶ HF と PEx の違い

　HF と PEx は同じ回路構造ですが、PEx で使用する膜は HF より穴が大きく、アルブミンなどのタンパク質も除去します。そのため、補液ではなく新鮮凍結血漿（FFP）やアルブミン製剤を補充します。

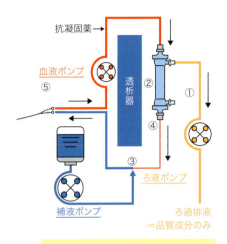

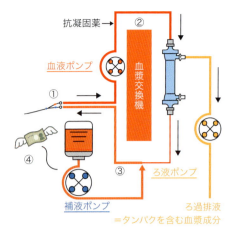

HF
①圧力をかけて濾過する
②分子量が大きい物質まで除去できる
③除水してから補液をして戻す
④血液が濃くなるので詰まりやすい
⑤浄化量は血液流量に依存する

PEx
①回路構造は HF と同じ
②穴の大きな血漿交換機を使う
③補液でなく FFP やアルブミン製剤を補充する
④費用がかかる

▶ オンライン HDF

　オンライン HDF とは「普通の透析液より清浄度が高い超純水透析液の供給配管」とつながっている血液透析ろ過装置のことをいいます。通常の透析液は血液と混じることがないので、水質基準があまり高くありません。しかし、直接血液と混ざるろ過の補液は、通常の透析液の 1,000 倍くらい清浄な水を使う必要があります。

▶ オンライン HDF と HF の違い

　HF は血液をろ過した後に補液で希釈する後希釈という方法を使うのに対し、オンライン HDF は血液を大量の補液で希釈してからろ過する前希釈という方法を使います。

　後希釈は効率がいいのですが、浄化量が血液量に依存するという弱点があります。前希釈は血液量の制限を気にすることなく、中分子以上の物質も含めて「昏睡物質」を大量に除去できます。

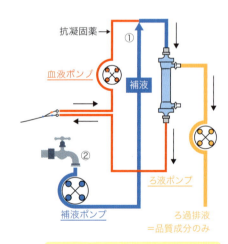

オンライン HDF
①前希釈で血液をろ過する
②大量の超純水が必要

FFP の投与は合併症のリスクを考慮して慎重に

凝固障害が強い場合は FFP を連日投与するため、アルブミン濃度が上がり続けます。血漿交換は昏睡物質や薬物の除去だけでなく、高くなりすぎたアルブミン濃度を下げるという効果も期待できます。

しかし、FFP の投与は輸血関連急性肺障害（TRALI）や輸血関連循環過負荷（TACO）という合併症のリスクもあるので、凝固障害が許容範囲であればできるだけ控えたいところです。

また、血液浄化療法中は動きが制限されるため、可能なら ADL の維持を考えて間欠的に実施できるかを検討しながら肝代替療法を組み立てていきます。

肝代替療法と腎代替療法

肝臓と腎臓はどちらも老廃物の除去や解毒を担う臓器であり、薬物のなかには肝臓でも腎臓でも代謝されるものがあります。そのため、肝不全と腎不全の代替療法では同じ機械を使用しますが、目的が違うので使用する膜や補充するもの、もしくは処方量などが異なります。腎不全（p.199）と併せて勉強してみてください。

肝硬変は肝機能低下と門脈圧亢進が 9 割

肝硬変とは肝臓の線維化が進んでいる状態です。その結果、門脈圧が高くなり、肝臓に流れ込むはずの血液がシャントを形成して下大静脈などの体循環に直接流れ込むようになります。これを「門脈大循環シャント」と呼びます。門脈大循環シャントは、急性肝不全よりも門脈圧亢進症による広範な側副血行路がたくさんある慢性肝不全において観察されることが多いといえます。さらに門脈圧が亢進すると食道や胃に静脈瘤ができたり、脾腫になったり、腹水が生じることもあります。

このように慢性肝不全（肝硬変）にはさまざまな病態が出現しますが（**図4**）、根本は肝機能低下と門脈圧亢進症が主体です。肝硬変の患者さんが ICU に入室してくる理由は敗血症や大量吐血かもしれません。しかし、一見バラバラに見えるこれらの理由のすべてが肝機能低下と門脈圧亢進症で説明できるのです。そのなかで患者さんにとって「何がいちばん問題となっているのか」を理解し、どんな症状が出ているか、悪化していないかを観察することがとても大切です。

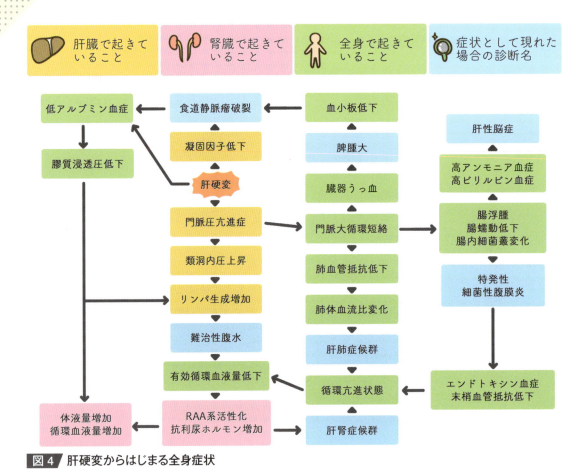

図4 肝硬変からはじまる全身症状

肝移植には症状評価と先を見据えた連携が9割

　昏睡型の劇症肝炎や進行した肝硬変では、肝移植しか治療方法がない場合があります。しかし、移植医療への道のりは簡単なものではなく、全身管理を続けながら、正しい知識をもって患者さんや家族にかかわり、支援していく必要があります。

　また、移植実施施設でない場合は転院し、その施設の医師や臓器移植コーディネーターと早期から連携し、治療の継続とともに患者さんや家族への説明、心身の準備やサポート、患者教育などさまざまな面でかかわっていきます。移植のための手続きや療養場所の変更など短期間で実施すべきことも多く、場合によっては家族からドナー（患者）へと立場が一転することもあり、患者さんや家族の負担はとても大きくなります。早期から先を見据えて情報の整理や収集をしておきましょう。

　移植後に病状が改善してICUを退室する際も医師や臓器移植コーディネーター、病棟看護師、理学療法士などと連携し、シームレスに患者さんをサポートしていきましょう。

脳死肝移植の必要性は、どうやって判断するの？

　脳死肝移植の評価には、「急性肝不全昏睡型のスコアリングシステム」（**表4**）を使用します。移植希望者の優先順における医学的緊急度では、「昏睡型の急性肝不全でスコアが4点以上の場合」をもっとも優先度が高いstatus1としています。したがって、「昏睡Ⅱ度以上＋スコア4点以上」の場合はすみやかに移植実施施設に連絡を取り、適応評価を進める必要があります。合計スコア6点を超えると死亡率が90％になります。

　スコアは治療によって症状が改善すれば低下し、逆に悪化すれば増加することもあります。そのため、7日ごとに48時間以内のデータを用いて更新し続けます。

表4　急性肝不全昏睡型のスコアリングシステム

スコア	0	1	2
発症－昏睡（日）	0～5	6～10	11≦
PT（%）	20＜	5＜、≦20	≦5
T.Bil（mg/dL）	＜10	10≦、＜15	15≦
D.Bil/T.Bil	0.7≦	0.5≦、＜0.7	＜0.5
血小板（万/μL）	10＜	5＜、≦10	≦5
肝萎縮	なし	あり	

【スコア合計点と予測死亡率】
0点：ほぼ0%、1点：約10%
2～3点：20～30%、4点：約50%
5点：約70%、6点以上：90%
（厚生労働省「難治性の肝・胆道疾患に関する調査研究」班、2009年を参考に作成）

Column

肝移植を取り巻く現状と患者選択

　脳死肝移植のドナーが多い欧米では、前述の status1 に相当する患者は1、2日で移植になります。しかし、日本では最大で1カ月程度の待機期間が生じ、年間推定 2,000 人の肝移植適応患者が移植を受けられずに死亡していると考えられています。

　その理由として、欧米では脳死肝移植を中心に発展してきたのに対し、日本では生体部分肝移植を中心に発展してきたという経緯があります。生体肝移植は脳死肝移植と違い、適応選択の基準、実施判断は各施設に委ねられます。日本の生体肝移植と脳死肝移植の移植後の成績に大きな差異はありませんが、過去にはドナーの死亡例も報告されているため、ドナーにかかる負担やリスクについては考えなければなりません。

マージナルドナー

　肝移植のドナー数が圧倒的に少ない日本では、移植に使用する肝臓が健康な状態のものばかりとは限りません。なかには移植後の肝機能に影響を及ぼす脂肪肝などが使用されることもあります。そこで、健康でサイズの大きい肝臓を2つに分割して別々の患者に移植したり、それをさらに分割やサイズダウンして小児に移植したりする方法が実施されています。これらは、ギリギリの大きさで移植されるという意味から「マージナルドナー」と呼ばれています。

日本臓器移植ネットワーク JOT

　JOT（Japan Organ Transplantation network）は、肝臓だけでなく、すべての臓器についての移植医療をサポートし、公平かつ円滑な臓器の受け渡しを仲介する日本唯一の組織です。

　JOT のホームページにはさまざまな臓器の移植希望者（レシピエント）の選択基準や脳死判定基準など、臓器移植に関する情報がたくさん掲載されています。興味があれば覗いてみてはどうでしょうか。

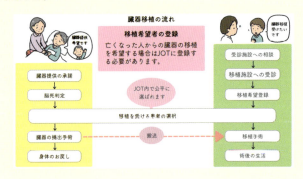

肝不全の看護は経過の予測が9割

予測して適切な対応ができるよう準備する

　慢性肝炎が悪化した場合と劇症肝炎では、肝不全の進行速度が異なることを覚えておかなければいけません。医師と治療目標や情報の共有を行い、予後や治療の予測をし、迅速に適切な対応ができるよう準備することが必要です。そして同時に患者さんを観察し、評価も行っていきます。

　たとえば、意識レベルの改善を期待してオンラインHDFを実施している患者さんの場合、治療前後での意識レベルの変化は治療効果であり、今後の治療の判断材料でもあります。したがって、「治療前後での変化」があるかもしれないことを予測して観察するのはもちろんのこと、確実に記録して医師と共有することまで併せて実施することが重要といえます。

　生命危機のリスクがある食道静脈瘤破裂などの合併症や急速に進行する意識障害も、事前に準備していれば落ち着いて対応できます。物品だけでなく、リスクの高さや対応に関してチーム内で共有し、緊急連絡先を明確にしておくなど、必要な対策を検討しながら準備をしておきましょう。

患者や家族への対応も予測しておくことが大切

　肝不全では、急な病状の変化に患者さんや家族の理解が追い付かない場合があります。また、全力で治療しても残念ながら救命がむずかしく、終末期医療にシフトする場合もあります。治療の経過や予後、救命困難となる可能性などを医師と早期から情報共有し、家族にどのタイミングでどのように説明していくかを繰り返し話し合う必要があります。

　そのためには、患者さんや家族の情報（家族関係、病状や治療に対する理解、期待、死生観など）を早期から収集し、整理しておく必要があります。そして、状況に合わせて必要なかかわりをタイムリーに行いましょう。

　とまどう家族に寄り添いながら患者さんとの過ごし方を考え、予期悲嘆へのケアを行うには、日頃から患者家族と積極的にコミュニケーションを図り、信頼関係を構築しておかなければいけません。予測は備えにつながります。治療や薬剤投与の方法やスケジュールなどを把握しながら、病状経過や患者さんと家族の受け止め方も含めた予測をしておくことが重要です。

患者や家族とのかかわりはタイミングが9割

肝不全患者の1日はハードスケジュール！

　肝不全の患者さんは透析時間が長くてリハビリや清潔ケアがままならない、後で説明しようと思っていたら急に意識レベルが悪くなってしまった、など看護師にとっては意図的にタイミングを合わせないと何もできずに1日が終わってしまうことも少なくありません。

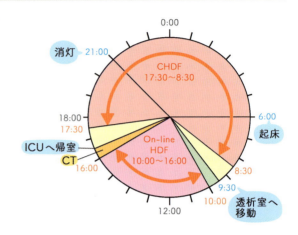

　患者さんにとっても、1日中ベッドの上で治療のみに専念するのはストレスがたまるでしょう。治療はもちろん重要ですが、リハビリをしなければ体力低下や関節拘縮が生じやすくなりますし、適度なリハビリは透析の疲労感を軽減するのに役立ちます。また、皮膚障害や感染予防のために清潔にする、凝固障害による出血傾向に配慮するといったケアも必要です。

　透析や薬剤投与の時間、肝性脳症による意識レベルの変化を予測し、ケアやリハビリ、気分転換、病状説明などのタイミングを考えて1日のスケジュールを組み立て、実践していきましょう。

　一方で、食道静脈瘤破裂などの出血イベントや不安定な状態のときは、体位変換ひとつでも負担となることがあります。絶対的な安静が必要なタイミングでは、勇気をもって「なにもしない」という選択も大切です。

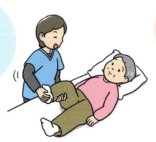

リハビリ
透析前や透析中、透析後など、理学療法士だけでなく、患者や関連する部署のスタッフと相談しましょう

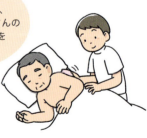

清潔ケア
透析前や透析後など、計画的に実施し、患者さんの状態に合わせて内容を検討しましょう

引用・参考文献
1）劇症肝炎の診断基準．A型肝炎，劇症肝炎：第12回犬山シンポジウム．中外医学社，東京，1982，110-230．

（菊谷麻璃菜・斉藤仁志）

14 腎不全

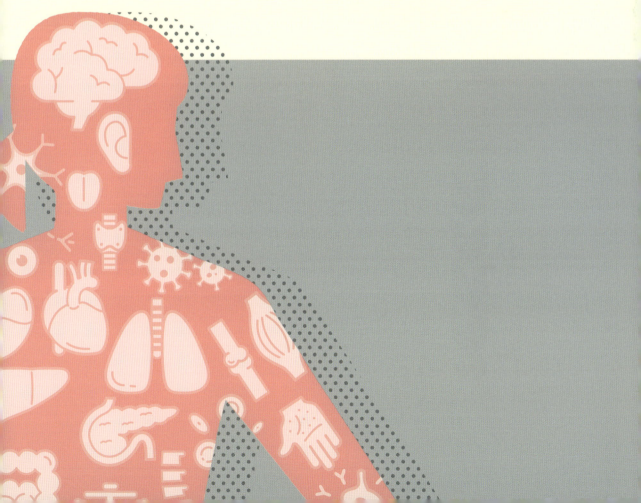

AKI 予防は早期発見と早期介入が9割

AKI の病態と歴史

腎臓のおもな役割は3つあります（表1）。これらの働きが障害されることを腎臓病といいますが、ここではICUで発生することの多い急性腎障害（acute kidney injury：AKI）について説明します。

表1 腎臓のおもな役割

①血液をろ過して身体の老廃物を排出する
②ナトリウムやカリウムといった電解質のバランス調整や水分量とともに血圧管理を行ないながら、身体の水分量を一定に保つ
③エリスロポエチンなど複数のホルモンを分泌し造血を行う

AKIは古くは慢性腎臓病（chronic kidney disease：CKD）と対比され、急性腎不全（acute renal failure：ARF）とよばれていました。ARFは急速に進行する腎臓機能の低下であり、尿量の減少、電解質異常や酸塩基平衡の異常などの症状がみられます。

しかし、CKDと同じように症状が固定してからでは不可逆的病変となってしまい、予防と早期発見が重要であるという考え方から、AKIの概念が提唱されました。

AKIの概念が生まれたのは約30年前です。実はAKIは世界各国で基準が異なるため、比較することができませんでした。そこで各国の腎臓内科医が集まり合同会議が開かれ、その後も続けて意見が交わされたことで国際的に通用する診断基準が作成されました。2012年にはKDIGO（kidney disease improving global outcomes）が提唱され、わが国でもKDIGOの診断基準に準じた『AKI診療ガイドライン2016』[1)]が策定されました（図1）。AKIはARFを含みますが、不全に至ってしまう前の軽度な腎機能低下を見逃さないための包括した概念です。

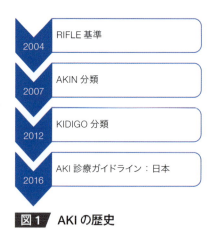

図1 AKI の歴史

AKIの病態生理は尿量の低下と 血清クレアチニン値の上昇が9割

AKIの特徴とバイオメーカー

AKIの特徴は「**腎機能の突然の低下**」です。腎機能の低下というと、血液検査数値として、血清クレアチニン値（SCr）や尿素窒素（BUN）、糸球体ろ過量（GFR）、推定糸球体ろ過量（eGFR）の悪化とともに、カリウム、マグネシウム、リンが増加します。

これらはバイオマーカーとよばれ、疾患の診断基準や進行状態および治療の効果判定に用いる生理学的指標となります。しかし、急速に進行するAKIの場合、これらのバイオマーカーは早期発見や早期診断には十分に機能しないことが明らかになっています。そのため、本来バイオマーカーとして機能する指標が正常値であっても油断はできません。AKIの早期診断のためのバイオマーカーに関する研究はいまなお行われています。

AKIの定義

腎機能の指標としてよく用いられるSCrは、タンパク質を分解した際に生じる代謝産物であり、腎臓でろ過され、尿として排泄されます。

『AKI診療ガイドライン2016』では、**表2**にあるようにSCrが経時的に上昇している場合や、尿量が減少している場合をAKIとすることが定義されています。さらにSCrの上昇や尿量の程度によって病期をステージ1からステージ3までの3段階に分類しています[1]。しかし、**SCrの増加＝AKIと即座に診断されるわけではない**ため、リスクのある患者さんではそのわずかな変化も見逃さないようにしなければなりません。

表2 AKIの定義（文献1を参考に作成）

定義	1. SCr値≧0.3mg/dL上昇（48時間以内） 2. SCr値の基礎値から1.5倍上昇（7日以内） 3. 尿量0.5mL/kg/時以下が6時間以上持続	
	SCr基準	尿量基準
ステージ1	SCr≧0.3mg/dLの上昇 or SCr 1.5〜1.9倍	＜0.5mL/kg/時未満 6時間以上
ステージ2	SCr 2.0〜2.9倍	＜0.5mL/kg/時未満 12時間以上
ステージ3	SCr3.0倍上昇 SCr≧4.0mg/dLまでの上昇 or 腎代替療法の開始	0.3mL/kg/時未満 24時間以上 or 12時間以上の無尿

SCr：血清クレアチニン
注：定義1〜3の1つを満たせばAKIと診断する。
SCrと尿量による重症度分類では重症度の高いほうを採用する。

AKI の現状

『AKI 診療ガイドライン 2016』では、AKI はさまざまな病態を背景として発症する、疾患スペクトラムの広い症候群であり、つねに原因の鑑別と可逆的要因を除くことが求められると述べられています[1]。つまり裏を返すと、① AKI の原因は複数想定される、② AKI のエビデンスに基づいた最適治療に関していまだに十分には定まっていない、という内容を含んでいます。

本稿では病態生理にあてはめながら、AKI 発生のさまざまな原因や原因に基づく治療、必要な看護ケアについて解説していきます。

AKI の病態を理解するためには原因分類の理解が 9 割

AKI の経過

AKI は前述したように、研究途中ではあるものの、SCr や BUN などの数値が上昇し、尿量の減少が起こることが大半です。そして、尿量の減少によりうっ血、浮腫、肺水腫などの症状が出現します。また、尿が出ないことにより老廃物の排出が困難となります。

腎臓のおもな老廃物である血清カリウムは 9 割が尿から排出されるので、尿が出ないことでカリウムが排泄されなくなり、高カリウム血症となります。高カリウム血症は致死性不整脈を発生させ、酸塩基平衡をアシデミアに変化させるため、意識障害や悪心、嘔吐が誘発されます。

AKI の原因分類

AKI の原因は、①腎前性、②腎性、③腎後性の 3 つに分類されます（表3、図2）。

表3　原因分類

	原因
腎前性	・腎実質の異常はともなわない ・脱水や低血圧によって血行動態が変化し、腎灌流量の減少や腎灌流圧の低下によって発生する糸球体ろ過量（GFR）が低下する状態
腎性	・腎実質の器質的障害により GFR の低下をきたしている状態 ・糸球体、尿細管、腎間質、血管内細胞などで障害が生じる ・おもな原因疾患としては急性尿細管壊死（acute tubular necrosis：ATN）が大半となる
腎後性	・尿の流出が阻害される尿路閉塞が原因となる ・閉塞をすみやかに解除することで腎機能改善を見込むことができる

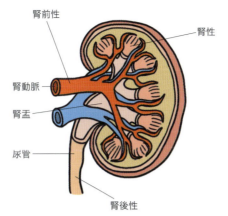

図2 腎臓の断面からみる原因分類

原因検索と対応

　ICUにおけるAKIの原因は急性尿細管壊死（acute tubular necrosis：ATN）が大半であり、腎後性の頻度は少ないため、まずは腎後性のAKIを除外することが優先といえます。膀胱留置カテーテルのトラブルの有無を確認し、超音波検査などを行い、必要であれば泌尿器科的処置（腎瘻など）を検討することで、腎後性のAKIは早期に残存障害なく回復する症例が多いです。

　腎前性のAKIはSCrの上昇やGFRの低下を認めるものの、糸球体、尿細管、腎間質、血管内細胞など、いわゆる腎の器質的障害がない状態であり、すべてのAKIの50％程度が腎前性といわれています。腎灌流低下の原因は、脱水などにともなう心拍出量の低下や血圧の低下に追随する血管抵抗の低下、腹腔内圧の上昇などが挙げられます。いわゆる敗血症性AKIや心不全が挙げられます。

　腎性のAKIは腎臓の器質的障害が原因です。頻度が高いのはATNですが、近年は壊死をともなわない病態も報告されています。

AKIの予防、治療は腎以外の関連臓器障害の発見が9割

AKIを引き起こす疾患

　AKIを引き起こす原因となる疾患は複数想定されます。体液管理が困難となる心臓疾患、心臓血管手術後や敗血症に合併してAKIが発症してしまうことがあります。ここからはAKI発症リスクの高い疾患、病態について解説します。

▶ 心腎症候群（cardiorenal syndrome：CRS）

　心腎症候群は心不全と腎不全の相互関係によるそれぞれの障害の症候群です。心不全でのAKI

の発生率はおよそ20〜40％といわれており、低拍出と低酸素血症が腎機能に悪さをするのは疑いようがありません（図3）。心不全治療と並行して腎保護の視点をもって早期に治療介入することが双方の臓器の悪化防止には必要不可欠です。CRSは急性と慢性双方の視点からType1〜5に分類され、急性心不全にともなうAKIはType1に分類されています（表4）。

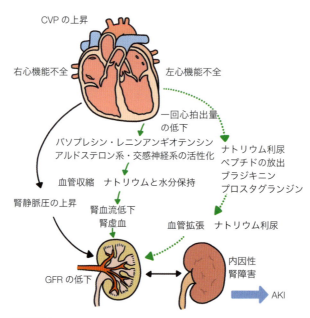

図3 CRSからのAKIの流れ

表4 CRSの分類と状態

名称	原疾患（要因）	続発疾患（結果）	状態
Type1 急性心-腎	急性心不全 心原性ショック	急性腎障害	予後不良。心機能の急性増悪が腎臓の障害や機能不全を生じた状態
Type2 慢性心-腎	慢性心疾患	慢性腎臓病	慢性的な心機能の異常が腎臓の障害や機能不全を生じた状態
Type3 急性腎-心	急性腎障害	急性心不全、不整脈など	腎機能の急激な増悪が心臓の障害や機能不全を引き起こした状態
Type4 慢性腎-心	慢性腎臓病	慢性心疾患、急性心不全	慢性腎臓病が心臓の障害や機能不全を引き起こした状態
Type5 二次性心腎症候群	全身性疾患 （敗血症・アミロイドーシスなど）	急性心不全、急性腎障害、慢性心腎疾患	全身疾患が心臓と腎臓の両方に同時に障害を起こした状態

敗血症性AKI

敗血症性AKIは、敗血症患者の半数以上に生じるといわれており、これまではショックによる腎血流の低下がリスクになると考えられていましたが、循環を維持するために投与した過剰な輸液による腎うっ血もAKIのリスクになるといわれはじめています（図4）。敗血症の詳しい病態は1章（p.9）を参照してください。

また、敗血症により病原体関連分子パターン（pathogen-associated molecular patterns：PAMPs）が尿細管上皮細胞を傷害し、尿細管壊死によりAKIが発生します。そのため、循環動態が安定した敗血症では輸液の量を管理し、腎うっ血の発生を予防することも頭に入れておく必要があります。

▶ 肝腎症候群（hepatorenal syndrome：HRS）

　HRSは肝硬変患者の20％ほどに発症し、発症後の予後は不良で2週間以内に半数が死亡するといわれています。肝硬変にともなう低アルブミン血症と門脈圧亢進症によって末梢の血管は拡張し、内因性のカテコラミン分泌により腎血管は収縮し、腎血流の低下をきたすのが原因です（図5）。

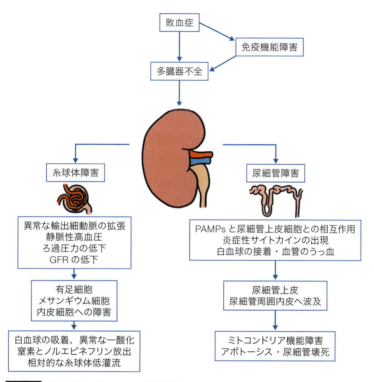

図4 敗血症からAKIへ至る流れ

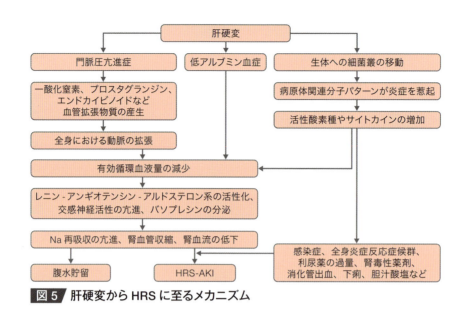

図5 肝硬変からHRSに至るメカニズム

▶ 心臓血管手術関連AKI (cardiac surgery-associated acute kidney injury：CSA-AKI)

　CSA-AKIは、心臓血管術後の患者さんの術後症例の約5〜42%に発症し、周術期死亡率が上昇するといわれています。その原因は多様で心臓手術中の腎虚血や虚血再灌流障害、溶血、フリーラジカル産生、微小血栓など複数要因の相乗作用で生じるといわれています（**図6**）。心臓血管手術後のAKI発症のリスク因子では、加齢や術前からの腎機能低下、人工心肺施行時間の長さが挙げられますが、腹部大動脈瘤術後の腹部コンパートメント症候群もAKIのリスクとなります。

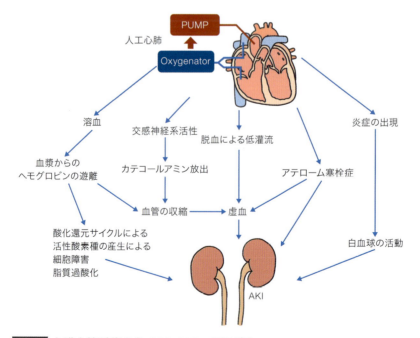

図6 心臓血管手術からCSA-AKIへ至る流れ

薬剤性 AKI

薬剤性 AKI は、AKI の原因のうち約 14％を占めるといわれています。薬剤性腎障害の発生機序は 4 つにわけることができます[2]（**表5**）。その 4 つの機序は薬剤の用量依存的な反応で発生するか、免疫介在性（アレルギー反応）により発生します。

中毒性腎障害の予防には使用する薬剤の排泄経路を確認し、**腎機能の状態、リスク因子である脱水、高齢者ではないか**などをチェックすることが大切です。間接毒性でも投与前から腎血流量が低下している状態が多いとされており、脱水の有無、利尿薬の使用の有無など注意が必要です。尿路閉塞性腎障害では十分な補液を行うことが推奨されています。アレルギー性では問診が有用ですが、予防は困難です。

AKI の原因で薬剤性が疑われる場合には医師、薬剤師とともにディスカッションを行います。被疑薬について審議し、変更が可能か、薬剤の中止が可能かを検討します。薬剤性の AKI では皮疹やアレルギー所見に乏しいといわれていますが、それでもこまかい観察が必要です。いずれも被疑薬や原因薬剤があれば、中止、減量により管理する必要があります。

表5 発生機序による薬剤性腎障害の病態と原因薬剤（文献 2 を参考に作成）

発生機序	病態	原因薬剤
中毒性	尿細管毒性部による急性尿細管壊死、尿細管委縮	アミノグリコシド系抗菌薬、ヨード造影剤、浸透圧製剤、バンコマイシン　など
アレルギー・免疫学的機序	急性尿細管間質性腎炎	リチウム製剤、インターフェロンα、金製剤、など
間接毒性	腎血流の低下 脱水・血圧低下などに併発する急性尿細管障害 腎血流障害の遷延による急性尿細管壊死 横紋筋融解症による尿細管障害からの尿細管壊死	NSAIDs、RAS 阻害薬（ACEI、ARB、抗アルドステロン薬） 各種向精神薬、スタチン、フィブラート系薬
尿路閉塞性	結晶形成薬剤による尿細管閉塞 プリン体生成の過剰による尿酸結石による閉塞	溶解度の低い抗ウイルス薬・抗菌薬の一部 抗がん薬による腫瘍崩壊症候群

AKI に気付き、発見するのは 看護師の尿量測定と報告が 9 割

AKI に気付くポイント

AKI の診断基準の重要な位置づけとして尿量があります。どこの ICU でも尿量測定は看護師の重要な観察の範疇といえます。観察項目として、血圧の低下や体温上昇、SpO2 の低下を報告されることはありますが、尿量の低下は報告の頻度として少なく感じます。しかし、尿量も重要なバイタル

サインといえます。診断基準にあるように、もともと腎不全がない患者さんの場合、尿量は最低でも 0.5mL/kg/ 時はほしいものです。これは 60kg の患者さんでは 1 時間に 30mL 以上の尿量が確保され続けなければならないということです。

ICU の看護師は、低血圧が続くとハラハラしますが、尿量が 0.5mL/kg/ 時を下回ることが続いた際にも、同じようにハラハラしてほしいのです。

前述したように 6 時間以上 0.5mL/kg/ 時が継続した場合、AKI の診断基準と合致します。AKI に気が付くのは看護師である可能性は十分あります。医師へ相談し、どのグレード分類のどこに当てはまるのかを確認し、次のアクションについて検討しましょう。

AKI へのアプローチ

AKI を疑ったうえで、次のアクションとはなにが考えられるでしょうか。まずは腎後性の AKI が本当にないかを確認しましょう。その後、膀胱留置カテーテルが正しく挿入されているか、折れ曲がったりしていないか、尿漏れがないか、ミルキングを行い詰まりがないかを確認します。必要であれば膀胱内超音波検査を行います。看護師でも膀胱内に尿の貯留がないかを超音波検査で確認することができます（図7）。本当に膀胱内に尿がないかを疑ってかかり、観察をして尿が膀胱内に出ていなければ腎前性、腎性の AKI を考えてアセスメントしていきます。

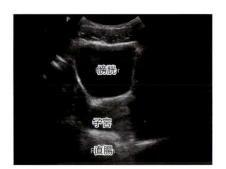

図7　膀胱内超音波検査

> **AKI を疑う段階から必要な準備とケアは看護師の観察が 9 割**

AKI に必要な準備とケア

状況に応じて、尿量確保のために輸液負荷を行いますが、尿量が確保されないと心不全、呼吸不全となっていきます。体液過剰が悪化していけば（非）侵襲的人工呼吸器管理が必要となります。

人工呼吸器管理のための準備や、患者さんと看護師の心の準備も必要です。

　また、体液過剰となった場合、余剰体液が間質へ移動することで浮腫が生じ、浮腫により脆弱になった皮膚は容易に褥瘡や医療関連機器褥瘡（medical device related pressure ulcer：MDRPU）の発生確率を上昇させます。あらゆる部位の褥瘡、MDRPU の予防を徹底し、皮膚トラブルの発生を防ぎましょう。

AKI と栄養

　AKI に関する栄養について、『AKI 診療ガイドライン 2016』では重症度や基礎疾患に応じて栄養療法を行うように提案しているものの、具体的な投与量などは示されていません。米国集中治療学会および米国経腸栄養学会では欧州臨床栄養代謝学会（european society for clinical nutrition and metabolism：ESPEN）からガイドラインが示されており、ESPEN では **表6** を推奨しています[3]。

　また、ICU にいる患者さんの多くは過大侵襲の最中にあります。侵襲を受けた初期の段階では、「異化の亢進」とよばれ、1 日あたり 500～1,400kcal の内因性エネルギーが産生されるといわれています。しかし、どのくらい内因性のエネルギー産生が行われているかを評価する確実な方法はありません。

　これらを考慮し、ESPEN では AKI 初期における最適なカロリー投与量はエネルギー消費の 70～100％が推奨され、『日本版重症患者の栄養療法ガイドライン』[4]でも 33～66％のエネルギー投与を行うことが推奨されています。

　このように AKI における栄養療法は明確なものはあまりありませんが、早期に経腸栄養を開始し、運動負荷量と筋肉の減少量を理学療法士と共有し、それに応じたタンパク質投与を管理栄養士と理学療法士、医師とディスカッションしていきましょう。

　そして、患者さんはいつまでも経腸栄養で過ごすわけではありません。もともとどのような体型や栄養状態であり、食事形態や嗜好はどうだったのかなど、患者さん自身や家族から情報収集を行い備えておくことが重要です。同時に、口腔や歯牙の状態は食事摂取に向けてケアしているのかなど、人工呼吸器を装着している場合であっても、抜管後を見据えた視点を早期からもち、介入していきましょう。

表6　ESPEN の推奨 （文献3を参考に作成）

栄養評価に主観的包括的栄養評価（subjective global assessment：SGA）を用いる

個別の評価は簡潔熱量計を用いて評価する
※簡潔熱量計は持続透析を用いた場合、CO_2 バランスに干渉する可能性があるため何度も計測する必要がある
※簡潔熱量計を利用できない場合には入院前体重・実際体重・理想体重から考慮しながら総カロリー20～30kcal/kg/ 日を目安とする

経腸栄養は腸管機能に問題がなければ早期（入院 48 時間以内）に使用する

腎代替療法中も可能なアプローチを行うのが
看護師の役割の9割

AKI と腎代替療法

　腎臓の役割は、水分の排泄や電解質バランスの保持です。カリウムに関しては、汗や便からの排泄経路や滲出液の漏出もありますが、排泄のほとんどは尿からです。AKI からの乏尿または無尿で高カリウム血症や代謝性アシドーシスが生じる場合には、腎代替療法（renal replacement therapy：RRT）を行う必要があります。**表7** は血液浄化療法の絶対適応です。

　RRT には血液透析（hemodialysis：HD）や持続的腎代替療法（continuous renal replacement therapy：CRRT）が含まれますが、開始時期や透析量などに明確なエビデンスがまだ存在しません。

　ICU の患者さんでは循環動態の変動や、ICU で HD を施行する機材や技術的問題も含め、CRRT が選択されることが多くあります。その場合、ブラッドアクセスカテーテルが必要となります。

　そして、CRRT に関しては器械やカテーテルの管理が大事です。まず器械に関しては人工呼吸器と同じように、ふだんから CRRT の器械に慣れておき、アラームに対して適切に対応できるようにしていきましょう。

　カテーテルの管理に関しては、感染予防や出血予防は基本であり、CRRT 中でも安全にリハビリテーションを行う必要があります。CRRT 回路が装着されていることによる制限のため、ベッドから離れる際にマンパワーと経験が必要です。いずれにしろ回路交換を行う必要もあるため、回路を外した際にアクティブな運動を試みるなどの調整もできます。臨床工学技士、理学療法士、医師と連携して安全に離床を進めていく必要があります。

　また、近年ではブラッドアクセスカテーテルが大腿静脈に留置されていても安全に離床を行うことができるという報告が挙がっています[5]。CRRT が装着されているので、積極的なリハビリテーションは落ち着いてからと、リハビリ開始の機を失い ICU-AW やせん妄に至ることなどがないように早期離床チーム全体で取り組みましょう。

　そして、前項で述べた AKI と栄養に関して、AKI の患者さんであってもタンパク質摂取量は制限しないほうがよいといわれています。さらに CRRT を受けている患者さんではタンパク質が除去されてしまうため、病態が安定していれば 1.5〜1.7g/kg/ 日まで増量が可能とされています。侵襲時における異化亢進に配慮しながら、AKI の患者さんはサルコペニアなど栄養失調のリスクが高いため、低栄養を予防する必要があるといわれています。

表7 RRT の適応

利尿薬に反応しない体液過剰
高カリウム血症（$K^+ \geq 6.5$）あるいは急速に血清カリウム濃度が上昇している状態
コントロールできない尿毒症症状
重症な代謝性アシドーシス

引用・参考文献

1) AKI（急性腎障害）診療ガイドライン作成委員会編. AKI（急性腎障害）診療ガイドライン 2016. 東京医学社, 2016, 91p.

2) 薬剤性腎障害の診療ガイドライン作成委員会. 慢性腎臓病の進行を促進する薬剤等による腎障害の早期診断方法と治療法の開発. 薬剤性腎障害診療ガイドライン 2016. 日本腎臓学会誌. 58（4）, 2016, 477-555.

3) Fiaccadori, E. et al. ESPEN guideline on clinical nutrition in hospitalized patients with acute or chronic kidney disease. Clin Nutr. 40（4）, 2021, 1644-68.

4) 日本集中治療医学会重症患者の栄養管理ガイドライン作成委員会. 日本版重症患者の栄養療法ガイドライン. 日本集中治療医学会雑誌. 23（2）, 2016, 185-281.

5) 瀧本さち. 股関節屈曲を伴うリハビリテーションが経大腿静脈アプローチによる CHDF 脱返血に影響するかの検討. 日本透析医学会雑誌. 56（3）, 2023, 85-9.

6) 和田隆志ほか編. AKI 急性腎障害のすべて：基礎から臨床までの最新知見. 東京, 南江堂. 2012, 220p.

7) 野入英世編. 急性腎不全・AKI 診療 Q&A. 東京, 中外医学社. 2012, 204p.

8) 前嶋明人. レジデントのための腎臓教室：ベストティーチャーに教わる全 14 章. 東京, 日本医事新報社. 2017, 448p.

9) 山縣邦弘ほか編. 腎疾患・透析最新の治療 2023-2025. 東京, 南江堂. 2023, 400p.

10) 阿部雅紀編著. AKI（急性腎障害）治療の実際. 東京, 日本医事新報社. 2018, 272p.

（夛田　覚・間瀬大司）

索 引

数字・欧文

数字

1回換気量の制限……104
5 killer chest pain……122
I型呼吸不全……124

欧文

A

ABCDEFGH バンドル……39
ACS……56,178
AKI……200
AKI の定義……201
ALI……92
AMI……56
ARF……200
ATN……203
A 群溶血性連鎖球菌……45

B

BPS……50

C

CABG……60
CARS……22
CHDF……191
CKD……200
CPOT……50
CRS……204
CRT……16
CSA-AKI……206
CSWS……144

D

DAMPs……21
De Bakey 分類……86
DIC……30
DIC 診断基準……35
DIC の病型分類……34
DNI……107
DOAC……121
DVT……117

F

Forrester 分類……78

H

HD……191
HF……191
HFpEF……76
HFrEF……75
HRS……205
Hunt&Kosnik 分類……132

I

IABP……65
IAP……178
ICLS アルゴリズム……165
ICU で一般的に使用する鎮痛薬……51
IMPELLA……65

J

JCS……166

K

KDIGO……200

L

LAD……57
LCA……57
LCX……57
LOS……75
LRINEC スコア……47

M

MCS……64
MIRU 基準……64
MODS……20
MOF……20
Mottling Score……27

N

NEWS……12
Nohria-Stevenson 分類……78
NPWT……48
NRS……50

NSTI 創部の観察項目……49
NSTI の特徴的な症状……43
NSTI の分類と患者背景……43

P

P/F 比……106
PAMPs……21
PCI……60
PEEP……103
PEx……191
PE の早期診断……120
PICS……38
PICS-F……38
Primary PCI……61
PRRs……21

Q

qSOFA……12

R

RCA……57
RRT……210

S

SCAI expert consensus……62
SIADH……144
SIRS……11,20
SOFA スコア……10
Stanford 分類……86
STEMI……56
ST 上昇型心筋梗塞……56

T

TIA……152
time is brain……157
TIMI 血流分類……61
TMA……35
Triple H 療法……135

V

V-A ECMO……65
VTE……117
VTE のリスク……117

W

Wells スコア……117
WFNS 分類……132

和文

あ行

アテローム血栓性脳梗塞……152
アミラーゼ……173
アルコール離脱症状……182
アンチトロンビン……31
アンモニア値……190
異化の亢進……209
意識障害……167
痛みの分類……181
一次止血……31
一過性脳虚血発作……152
ウィリス動脈輪……154
エコノミークラス症候群……118
壊死性筋膜炎……42
壊死性膵炎……179
オーバードレナージ……138
オンライン HDF……192

か行

開放式ドレーン……137
荷重側肺障害……111
下腿浮腫……129
肝移植……194
肝機能低下……193
肝硬変……186
間質……102
間質性浮腫性膵炎……179
肝腎症候群……205
肝性脳症……189
肝性脳症の昏睡度分類……189
肝性脳症の評価方法……190
肝臓がん……187
肝代替療法……193
肝補助療法……191
機械的循環補助……64
偽腔開存型……87
偽腔閉塞型……87
急性冠症候群……56

急性肝不全……188
急性肝不全昏睡型のスコアリングシステム……195
急性心筋梗塞……56
急性腎障害……200
急性腎不全……200
急性膵炎重症度判定基準……174
急性膵炎の診断基準……173
急性尿細管壊死……203
急性肺障害……92
凝固反応……30
局所陰圧閉鎖療法……48
クッシング現象……168
頚動脈ステント留置術……160
頚部内頚動脈内膜剥離術……160
劇症肝炎……186
血液凝固能の亢進……127
血液浄化療法……191
血液透析……191
血液透析ろ過……191
血液分布異常性ショック……14
血液ろ過……191
血管透過性の亢進……101
血管吻合術……160
血漿交換……191
血栓性微小血管障害症……35
血痰……129
血流うっ滞……127
高次脳機能障害……142
交通性水頭症……136
抗利尿ホルモン不適合分泌症候群……144
呼気終末陽圧……103
混合性疼痛……181

さ 行

サーファクタント……101
再灌流障害……162
自己消化……170
持続的血液ろ過透析法……191
シャント術……143
修正 LRINEC スコア……47
集中治療後症候群……38
循環血液量減少性ショック……14
循環動態を表すパラメーターの異常値と原因…96

静脈血栓塞栓症……117
静脈の内皮障害……126
ショックスコア……25
ショックの 5P……64
ショックの分類……15
侵害受容性疼痛……181
神経障害性疼痛……181
神経心理ピラミッド……144
神経の通路……153
心原性ショック……14
心原性ショックの重症度分類……62
心原性脳塞栓症……152
人工血管置換術……89
心室細動……71
心室性期外収縮……71
心室頻拍……71
心腎症候群……203
心臓血管手術関連 AKI……206
心臓リハビリテーション……66
腎代替療法……193,210
深部静脈血栓症……117
心房細動……71
水頭症……136,143
水頭症の種類……136
線維化……102
せん妄……146
線溶均衡型 DIC……33
線溶亢進型 DIC……33,92
線溶反応……30,32
線溶抑制型 DIC……33

た 行

対光反射……167
代償性抗炎症反応症候群……22
多臓器機能障害症候群……20
弾性ストッキング……127
胆石……174
断続性ラ音……129
遅発性脳血管攣縮……133
中枢性塩類喪失症候群……144
中毒性腎障害……207
直接型経口抗凝固薬……121
椎骨動脈……154

低活動型せん妄……146
低心拍出量症候群……75
瞳孔径……167
洞性徐脈……71
動脈血液ガス分析……124
ドレーンの種類と特徴……137

な行

内頚動脈……154
軟部組織感染症……42
二次止血……31
乳酸アシドーシス……28
脳血管内治療……135
脳血管攣縮……133
脳血管攣縮に対して使用されるおもな薬剤……135
脳血栓回収療法……159
脳脊髄液……136
脳卒中・循環器病対策基本法……150
脳卒中の分類……150
脳動脈瘤破裂……132
脳の機能局在……153
脳の支配領域と栄養血管……141
脳ヘルニア……157

は行

敗血症性 AKI……204
敗血症性ショック……14
敗血症の診断基準……11
肺水腫……101,110
播種性血管内凝固症候群……30
非器質的疼痛……181
非交通性水頭症……136
ビブリオ・バルニフィカス……44
ファーター乳頭……171
腹腔内圧……178
腹部コンパートメント症候群……178
フットポンプ……127
プラスミンインヒビター……32
プラトー圧……104
閉塞性ショック……14
閉塞性水頭症……136
房室ブロック……71
ホーマンズ徴候……129

ま行

マージナルドナー……196
マルパーフュージョン……88
慢性肝不全……188
慢性腎臓病……200
ミルキング……94
網状皮斑……27
門脈圧亢進……193

や行

薬剤性 AKI……207

ら行

ラクナ梗塞……151
リモデリング……67

病状経過と早期対応は病態生理が９割
－ ICU ナースのための病態生理

2025年2月5日発行　第1版第1刷
2025年3月20日発行　第1版第2刷

監　修　横山 俊樹

発行者　長谷川 翔
発行所　株式会社メディカ出版
　　　　〒532-8588
　　　　大阪市淀川区宮原3－4－30
　　　　ニッセイ新大阪ビル16F
　　　　https://www.medica.co.jp/
編集担当　詫間大悟
編集協力　一居久美子／前田歩実
装　　幀　WATANABE Illustrations
イラスト　WATANABE Illustrations ／はやしろみ
組　　版　株式会社明昌堂
印刷・製本　株式会社シナノ パブリッシング プレス

Ⓒ Toshiki YOKOYAMA, 2025

本書の複製権・翻訳権・翻案権・上映権・譲渡権・公衆送信権（送信可能化権を含む）は、(株) メディカ出版が
保有します。

ISBN978-4-8404-8521-0　　　　　　　　　　　　　　Printed and bound in Japan

当社出版物に関する各種お問い合わせ先（受付時間：平日９：００〜１７：００）
●編集内容については、編集局 06-6398-5048
●ご注文・不良品（乱丁・落丁）については、お客様センター 0120-276-115